湛庐CHEERS

与最聪明的人共同进化

HERE COMES EVERYBODY

How Doctors Think

医生最想让你读的书

[美] 杰尔姆 · 格罗普曼　著　黄珏苹　译
JEROME GROOPMAN

看病就医
必须了解的
10大思维误区

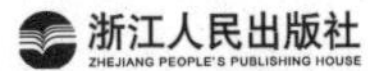
浙江人民出版社
ZHEJIANG PEOPLE'S PUBLISHING HOUSE

HOW
DOCTORS
THINK

推荐序

医学不等式与临床万花筒

王一方

北京大学医学部教授

人食五谷杂粮，总会生病。

我曾戏言，人生总免不了要跟医院打交道，要么在医院，要么在去医院的路上，谁也不敢打包票说自己跟医生老死不相往来。平时体壮如牛的人，一旦生起病来，可能就是大病；即使不生病，健康体检、健康咨询时也要去医院。

网络上出现一个新词“hospital shopping”（逛医），展现出某种新时尚——去医院如同逛商店。足见人们对健康、生命品质的高度重视，以及对医学、医生、医院的高度依赖，也体现了医疗生活的日常化。凡是去医院的男女老少，其实并不是闲逛，目的都很直接，意欲找一位高明的医生瞧病、咨询。**但由于医学是一门不确定的科学与可能性的艺术，谁都可能遭遇久诊不决，久治不愈，大诊小治，甚至误诊误治。而且并非花钱越多，疗效越好；技术越高，疗效越快，只有找到高明的医生统筹兼顾，综合施力，才能将这些“囧”境化解。**

问题是**哪些医生更高明呢？**

一般说来，白头发的比黑头发的高明，其经验积累相对丰富一些；职称高的比职称低的高明，其学术底蕴丰厚一些；三级医院里的比社区医院里的高明，其技术设施、人才团队、专科优势明显一些。但也不尽然，还需要弄清他们的临床思维，领略他们的智慧。因为诊断过程绝不是对患者表述的症状的所在部位进行各种理化检测，然后解读检测结果，做出疾病诊断，而是需要对患者躯体各系统功能、代谢之间的相关性，以及“全人”（身、心、社、灵）征象进行综合分析，才能穿越表象、假象，找到本相、真相。

治疗的作业则更加复杂，有针对症状的一般性治疗（止痛、止吐、止血、止泻），有针对发病机制的阻断性治疗，有针对病因的对抗性治疗（手术、药物），还有针对心理休克、情绪波动、沮丧、绝望的心理治疗、安慰剂治疗，更有针对终末期生命品质维护的姑息治疗（舒缓医疗、安宁疗护），而非简单的头痛医头脚痛医脚，因为很有可能上病下治，内病外治，这就要求医生做更睿智的选择与规划。如果掺入伦理（获益、不伤害、自主、公正）、宗教、哲学慧根（豁达生死）、谋略（用药如用兵）考量，诊疗就如同下一盘大棋，甚至打一场战役，需要大视野、大手笔、大智慧。

高明的医生不仅需要明是非、知得失、晓轻重，更要懂进退。无怪乎在西方发达国家，最优秀的学子才能进医学院，穿上白大褂。

从内容看，本书似乎是一本讲述医生如何驾驭智慧，正确诊断、高效疗愈的书，书中的话题、案例适合医生之间交流切磋。其实不然，在医疗民主化与医患共同决策的当下，它其实更是一本医生与患者共同阅读、共同切磋的书。

在传统的医疗家长制语境中，人们大多持“委托论”立场，认为：一张挂号单就把临床诊疗的一切事宜都交付给专业人士了，因此，临床决策与诊疗思维是医生的私事，普通人无法插足，也管不着。但当下，民主医疗正处在转型之中，人们普遍持“参与论”的立场，认为：临床决策与诊疗思维是医生与患者共同的节目，患者不仅需要知情同意，还必须了解医生正确决断、处事的套路，甚至了解医生误诊的“机关”，与他们一起尽可能做出明智的决策，避免糊涂决策，草草决断。

由于临床医学具有显著的不确定性，宿命论者信奉“道高一尺，魔高一丈”，即认为疾病发生发展的背后是上帝在扔骰子，不仅不公，而且混沌、无序（不可知，难测准），病魔像乌贼，像狐狸，很狡猾，很会制造假象，释放重重烟幕，引诱我们思维走偏，甚至滑向错误的连环套。因此，医生的一切努力都显得力不从心，鞭长屋窄，误诊、误治总是难免的。

而意志论者则信奉“狐狸再狡猾，也斗不过好猎手”，他们认为疾病的发生发展有规律可循，还原论路径的不断优化、诊断技术的丰富，基因密码拥有的巨大的理性探究空间，再加上循证医学、精准医学、大数据、智慧医疗不断刷新人类诊疗的新极限，只要足够用心，生命智慧、灵犀总会光顾我们，我们最终总会找到正确的诊断与治疗路径。

本书的特别之处在于，它没有条分缕析地讲述躯体症状、单病不适，然后提出解决方案，而是通过一个个鲜活的故事，帮读者厘清以下困惑：

高明的医生与平庸的医生差别在哪里？医生的情商与情感波动会改变诊疗格局吗？为什么误诊常常接二连三地发生，认知误区重复出现？为什么刻板印象总在顽固地干扰医生的诊疗思维？什么是道德误诊？失德是无情、无畏，还是无操守、无担当？为什么医疗服务是使命，而不是交易？诊疗路漫漫，家属与患者、医生的多角关系如何影响诊疗决策？如何协调才会促进，而不是促退，是合力，而不是内耗，是救急，而不是延宕？

面对生命的多样性与医学永恒的不确定性，医生往往陷入两难处境，走不出过度承诺，技术或器械依赖的迷雾。在技术主义语境中，诊疗中“身、心、社、灵”的“全人”诊疗链条发生断裂，孤岛化倾向越来越明显，如何才能摆脱这种境况呢？

本书有一篇长长的前言，讲述了一则关于误诊的故事：

主人公是一位名叫安妮的妙龄女性，但是摄食方面出现了严重问题，通俗地讲，就是吃不了东西，吃了也消化不了，随之而来的是营养不良、睡眠障碍、发育退化、严重贫血、免疫衰弱、女性征象退潮、社会角色退缩等。就诊过程十分漫长，从少女时代一直延续 15 年，遍访名医，甚至超级名医，诊断从功能性疾患到器质性疾病，从消化道炎症到消化性溃疡，从躯体性病变到神经（精神）性厌食、神经性贪食症、肠易激综合征，胃镜、肠镜没少做，酶学检查、胃肠道内环境分析也反复做。犹如一批好猎手，左右开弓，细筛梳理，就是没有抓住疾病这只“狐狸”的尾巴。安妮的病因不明了，治疗后也毫无起色，几乎绝望，后来终于等来了一位名叫法尔查克的医生。他没有顺着惯常的思维寻因，而是换了一个角度打开病魔的黑箱：安妮的病因在于一种“谷物（特异淀粉）过敏”反应，只要隔离这种谷物，就可重建消化功能，回归正常生活。原来，兜了一个大圈子之后发现，常识思维最有价值。

本书的字里行间，隐藏着深层次的哲学问题：偶然性与必然性，苦寻不识与意外得来，见微知著与大处着眼，是非、利害、高下、清浊的纠缠，以及不断逼近生死、疾苦、健康的真理与真谛。聪明的读者也会跟随作者的思绪，追问诊疗中的“无知之幕”。

首先，诊疗之初，医生与患者都不知道“最优路径”与“生命算法”。有了形形色色的辅助工具，我们的思维是更纯粹了，还是更加杂芜了，真是一团难解的乱码。最优秀的专科医生，最先进的设备，为什么依然发生了误诊？即使久经历练的资深专家，也难解其奥秘。阿图·葛文德曾经提过一个警示：最优要素堆砌不等于完美。“将世界上最好的汽车零件装配在一起，我们能造出世界上最完美的车吗？比如，引擎用法拉利的，刹车用保时捷的，悬挂系统用宝马的，车身用沃尔沃的，这个组装起来的怪物与好车根本不沾边，它就是一堆昂贵的垃圾。”然而，在医学界，这种胡乱堆砌的做法依旧十分普遍。

其次，诊疗决策是相信直觉（可能是患者的感觉，也可能是医生的悟性），还是相信经验（资深医生的，还是久病患者的）？治疗策略方案化还是个性化？大数据就靠谱吗？目前的境遇究竟是大数据，还是数据大？医患如何走出高技术、高消费的“黑洞”诱惑？如何告别无生命品质的技术化生存（延长生命也延长痛苦）、技术化死亡，告别穷生富医、穷生富死的魔咒？客观指标客观吗？究竟是假象，还是真知？是否检查越充分，证据越多，诊断越明晰？为什么找证据（循证医学）要与讲故事（叙事医学）结合？人工智能、算法模式对临床思维的影响有多大？影响是好，是坏？

思来想去，大家一定会悟出这样的道理：高明的医生不限于高智商，还需要高情商、高德商，能共情、会反思，只有如此，医患才会和谐共生。

安妮的故事讲完了，作者露出了底牌，**其实这是一本临床医学人文的高阶读物，不经意间揭示了医学人文的三种临床模式：**

一是“打补丁”，在技术精进的基础上补上“共情、共同决策”这一课；

二是“上层次”，学会叙事、陪伴、见证、抚慰等人文技能；

三是“谋智慧”，以哲学、伦理视角重审临床路径，给人类苦难、生死一个豁达的安顿。

细心的读者诸君，千万别错过书中的精彩内容。

王一方 医学人文学者，北京大学医学人文研究院教授，北京大学科学史与科学哲学中心研究员。为北京大学医学部博士生、硕士生主讲医学哲学、医学思想史、健康传播、生死观等课程。

HOW
DOCTORS
THINK

导 言

破解医疗思维的魔盒

过去15年里，安妮·道奇不知道见过多少医生，可能近30位了。2004年圣诞节后的第三天，天气出奇地暖和，安妮再次驱车前往波士顿，去见另一位内科医生。她的主治医师反对她这样做，认为她的病已经确诊，而且是慢性病，再去看医生没有意义。但安妮的男朋友坚持让她再去看看，安妮想让男朋友安心，而且中午她就能回来。

安妮，30多岁，沙褐色的头发，浅蓝色的眼睛。她在麻省的一个小镇长大，有3个姐妹。家里没有人患这种病。20岁左右时，她发现食物跟她“作对”。吃完饭后，就好像有一只手紧紧地抓住她的胃，使劲地扭。剧烈的恶心和疼痛有时会让她“哇哇”地呕吐。家庭医生给她做了检查，没有发现疾病。医生给她开了抗酸剂，但症状依旧。安妮没了食欲，总要强迫自己吃东西，吃完就会觉得恶心，然后默默躲到洗手间里呕吐。家庭医生拿不准她到底得了什么病，于是转诊给一名精神科医生。精神科医生的诊断是：神经性厌食症，伴有神经性贪食症状。这种病的特点是呕吐和厌食。如果不接受治疗，患者可能会饿死。

这些年来，安妮看过很多医生，接受过很多专家或医生的诊治，有内分泌专家、整形外科医生、血液病医生、传染病专家，当然还有心理学专家和精神科医生。她服用过四种抗抑郁剂，曾经每周接受谈话治疗。一些营养学专家还密切监控她的日常热量摄取。最后，她选定了一位专治饮食障碍的女医生。

安妮的健康每况愈下，过去的一年是她人生中最惨的时期。她的红细胞和血小板数量降到了很危险的水平，骨髓活检显示几乎没有新细胞生成。有两位血液科医生认为安妮血细胞数量之所以这么少是因为营养匮乏。安妮的骨质疏松状况严重。一位内分泌专家说她的骨头像 80 岁老奶奶的骨头一样脆弱——主要是因为缺乏维生素 D 和钙。整形外科医生发现安妮脚部的跖骨有发丝状的裂缝。还有一些迹象显示安妮的免疫系统在退化：她反复感染，并患上了脑膜炎。2004 年，她 4 次住进精神病医院，以便在医生的监督下增加体重。

为了让安妮强壮起来，医生让她每天摄取 3 000 卡路里，主要靠吃容易消化的碳水化合物获得，比如麦片和意大利面。但吃得越多，安妮就越难受。她不仅感到非常恶心，一个劲儿想吐，而且还出现了肠痉挛和腹泻。医生说安妮患上了肠易激综合征，这种病跟精神压力有关。到 12 月，她的体重掉到了 37.2 千克。尽管她说她强迫自己每天吃下 3 000 卡路里的食物，但内科医生和精神科医生不相信她的话，她不断下降的体重就是铁证。

这一天，安妮要看的是一位胃肠病医生，名叫迈伦·法尔查克。法尔查克医生已经拿到了安妮的病历，安妮的内科医生告诉他，安妮的肠易激综合征进一步证明她的心理健康状况越来越差。法尔查克医生听了内科医生对安妮病情的详细描述，她暗示法尔查克，他的任务就是检查安妮已经被很多医生仔细查过的腹部，让安妮确信自己得的就是肠易激综合征，应该通过适当的饮食和镇定剂来治疗肠道症状。

法尔查克医生恰恰不是这样做的。首先，他询问安妮，倾听她讲述并进行观察，然后，他以不同的方式思考安妮的病例。法尔查克医生的做法救了安妮的命，因为15年来安妮的病症中一个很重要的方面被忽略了。

这本书讲述的是，诊治患者时，医生是怎么思考的。

3年前9月的一个上午，我无意中产生了写作这本书的想法。当时我正和一群实习医生、住院医师、医学院的学生一起查房。我是综合内科的医生，这意味着我需要指导这群治疗各种临床疾病的"受训者"，这不止涉及我的专业：血液病、癌症和艾滋病，病房里还会有罹患肺炎、糖尿病和其他常见病的患者。此外，有些患者的症状让医生很难做出诊断，有些疾病有多种治疗方法，但没有一种治疗方法明显优于其他方法。

医生都会犯错，思维方式是突破口

我喜欢用传统的方法来查房。一位实习生或医生先陈述病例的显著特征，然后我们一群人来到病床边，和患者聊一聊，做些检查，接下来我们返回会议室进行讨论。在讨论中我会采用苏格拉底式的方法，即鼓励学生和住院医师互相质疑，甚至对我的看法提出疑问。然而，在9月那个上午查房结束时，我感到深深的不安：不只担心受训者之间缺乏争论，更对作为老师的自己感到失望。我发现这些聪明友善的医学院学生、实习医生和住院医师常常不能提出贴切的问题，不能认真倾听，也不能进行敏锐的观察。他们没有深入思考患者的症状，在学习如何解决临床难题和治病救人上，他们大错特错。

你应该听过这类批评——新一代的医生不如他们的前辈富有洞察力，或者不如他们的前辈能干。老一辈的医生常常会这样说："30 年前，在我学医那会儿，那才叫严格呢，我们必须学透记牢。现如今，唉……"这些忧心忡忡的老医生说得好像把他们变成技艺高超的临床医生的魔法已经消失了。我猜想，怀旧之情扭曲了老一代的看法，让他们总认为过去比今天好。直到最近我才承认，我也变得怀旧了。不过，经过更深入的反思之后，我发现我自己的学医过程也存在着严重的瑕疵。我的学医过程和年青一代的区别在于缺陷的性质、瑕疵的类型。

我们那一代医生从来不会被明确地教导临床医生该如何思考。我们自由地、无计划地学习从医之道。实习医生通过观察资深医生操作来学习，就像中世纪的学徒观察老师傅那样。大家认为初学者由此应该能学会前辈的诊治方法。主治医生很少会解释自己是如何思考并做出最后决定的。在过去几年里，这种自由的、无计划的教学方法受到了强烈反对。为了让学医的过程更有组织、更有计划，医学院的学生和住院医师学会了遵循预设的算法和决策树形式的实践指南。这种方法还被某些管理者兜售给了美国和欧洲很多医院的高层。保险公司发现，这种方法在决定是否批准使用某种诊断检查或治疗方法上特别有吸引力。

临床决策树的"树干"是患者的主要症状或检查结果，填写在一个方框里。箭头从第一个方框指向其他方框。例如，以"喉咙痛"这种常见症状作为开端，"树枝"会伸向一系列和症状有关的是非问题：患者是否发烧？淋巴结肿大是否与喉咙痛有关？患者的家庭成员是否有相同的症状？类似地，"树干"会进一步延伸，从"是"或"否"的回答分支延伸到咽喉部细菌培养实验室检查结果，树干的末端应该是正确的诊断和治疗。

临床算法对一般的诊治确实有帮助，比如分辨脓毒性咽喉炎和病毒性咽炎。然而，当医生需要跳出固有的思维模式时，当患者症状多样或不明确时，或者当检查结果不准确时，这种方法就会彻底失效。在最需要医生明察明断的病例中，这种算法会妨碍他们进行独立而有创造性的思考，非但不能扩展医生的思维，而且会造成局限。

与之类似，一场将治疗决策严格建立在统计数据上的运动正在进行。这就是所谓的“循证医学”，它很快成了很多医院的准则。未经统计验证的治疗是被禁止的，除非临床试验能产生充足的数据。当然，每位医生在选择治疗方法时应该把医学研究纳入考虑之中，但如今的医生死板地依赖循证医学有可能使他们做出被动的选择，完全依赖数据。统计数字无法替代面前的患者，只体现了平均水平，不能代表个体。数字只能作为医生知识和经验的补充，帮助他们判断临床试验中获得的“最佳”疗法是否能满足患者的特定需求，符合他们的特定利益。

每天上午查房时，我看到学生和住院医师会查看他们的算法，然后调用最新研究中的统计结果。我想下一代医生会被训练得像设定好程序的电脑，在严格的二进制框架中运行。之后的几个星期，学生和住院医师过度依赖算法和循证治疗的做法让我忧虑不安，同样让我不安的还有我不知道如何拓展他们的视角，让他们看到其他可能性。我向自己提出了一个简单的问题：医生该如何思考？

这个问题必然会引发更多的问题：不同的医生是否思维方式不同？不同的专科是否普遍存在着特定的思维模式？换言之，外科医生的思维模式是否不同于内科医生，内科医生的思维模式是否不同于儿科医生？是否存在“最佳的”思考方式，或者是否有多种方式都可以得出正确的诊断，都可以选定最有效的治疗？当医生面对一种几乎没有先例的疾病，不得不即兴发挥时，他该如何思考？在这种情况下，算法不适用，又没有统计“证据”。在常规访视和在面对临床危象时，医生的思考会有什么不同呢？医生的情绪会影响他的思考吗？比如他是否喜欢某个患者？他对患者的社会与心理状况的态度是什么？为什么最有经验的医生也有可能在做出正确诊断时忽略关键线索，也会选错治疗方法？总而言之，在什么情况下医生会沿着正确的方向思考，在什么情况下会犯错误？导致正确和犯错的原因是什么？

我无法回答这些问题，尽管我就读的是非常好的医学院，接受了非常好的实习培训，有 30 年的临床实践经验。于是，我向同行寻求解答。这些问题难住了几乎所有我问到的执业医师，他们承认从来没有认真地想过他们的思考过程。然后我又搜寻了有关临床思考的医学文献。我发现大量研究用复杂的数学公式来解释“最佳的”医疗决策，但即使是这些公式的倡导者也承认公式无法反映实际的诊治状况，或者不太可能在实践中应用这些公式。我明白了为什么很难在查房中教导实习生和住院医师如何思考，也认识到我对患者的诊治还不够好。如果我能更了解自己的思考方式，尤其是其中的误区，我会成为更好的医生。给安妮·道奇看病的血液科医生不是我，但我很可能也发现不了诊断中被疏忽的线索。

当然，我们无法要求医生永远不犯错。医学本质上是一门不确定的科学。每位医生在诊断和治疗中都会犯错。**但通过了解医生的思考方式，了解如何更好地思考，我们可以降低犯错的频率和严重性。**这就是我写作本书的目的。这本书主要是写给外行看的，但我很希望内科医生和其他医疗专业人士会觉得它有用。为什么是写给外行看的呢？因为医生非常需要患者、患者家属和朋友帮助他们思考。没有他们的帮助，医生会遗漏诊治的关键线索。这不是我做医生时发现的，而是当我生病，作为一个患者时发现的。

我们都疑惑过：为什么医生会提出这些问题？或者为什么在了解了情况后，医生会得出让我们出乎意料的结论？我们会问自己是什么使医生做出某种诊断或提出某种治疗方法，而排斥了其他可能性。尽管我们专心地听医生说，揣摩他们的面部表情，但经常搞不懂他们在想什么。这种茫然无知妨碍了我们和医生的沟通，妨碍了我们把医生需要知道的情况说出来，而这些情况有助于医生做出正确的诊断，提出最佳治疗方案。

以安妮·道奇为例，在经过无数次检查和治疗后，正是她的话将法尔查克医生引向了正确的诊断，最终救了她的命。虽然现代医学有各种先进技术的辅佐，比如高分辨磁共振成像、精确的 DNA 分析，但言语依然是临床实践的根基。我们向医生描述症状，感觉哪儿不对，然后回答他们的问题。这种对话是我们了解医生想法的最初线索，所以本书以此作为开端，探讨我们从医生的谈话和他们的说话方式中能对其想法有什么了解。

但这不是我们能从和医生的对话中获得信息的唯一方式，我们还可以分析医生的情绪。虽然一般来说是医生揣摩我们的情绪状态，但医生的情绪和性格会严重影响其专业判断，所以我们对医生的情绪进行揣摩显得很有必要。当然，我们只能对医生的情感有粗略的了解，但即使这种短暂的接触也能让我们更好地了解他们为什么做出这样的诊断，为什么提出这样的治疗方案。

在探讨了医生的言语和情感的重要性后，本书会循着当今医疗系统治病救人的过程来讲述。如果我们患了急症，会赶紧去看急诊。在急诊室里，医生没有时间好好地了解我们，必须根据病历上有限的信息进行诊治。我研究过这种情况下医生的思考方式，他们的判断有多敏锐，以及他们所犯的认知错误有多严重。如果不是急症，我们会先去看初级护理医生，儿童看儿科医生，成人看内科医生。如今，初级护理医生常被称为“看门人”，因为他们看守着通向专科医生的大门。本书的记述会穿过这些大门继续延伸，我们在沿途的每一步都会看到，哪怕对最机敏的医生来说，怀疑自己，反复思考自己的分析可能出错是多么重要。我们还会看到医生在承认不确定的情况下不得不采取行动时所承受的压力。其中有一章讲述了我自己的一个病例。因为一个可能造成残疾的病症，我曾向五位著名的手外科医生求助，得到了四种不同的意见。

很多判断来自直觉，当然瞬间产生的第一印象也有可能是正确的。但正如我们听很多医生所说，过度依赖直觉是危险的。令人信服的医疗判断来自第一印象“格式塔”（gelstalt），还有审慎的分析。这需要时间，时间可能是医疗系统中最稀缺的商品，医生的预约时间以分钟计算。那么，医生和患者怎样才能够获得思考的时间呢？我会在接下来的篇幅中探讨这个问题。

格式塔（gelstalt）

由20世纪奥地利和德国的心理学家创立。它强调经验和行为的整体性，认为整体不等于部分之和，意识不等于感觉元素的集合，行为不等于反射弧的循环。

如今药物和金钱的关系密不可分。无论是有意识的影响还是无意识的影响，制药公司的强大营销攻势究竟在多大程度上影响了医生的决策？我相信只有极少数医生会为利益而出卖自己的名誉，但我们的思考都会受到制药业或微妙或露骨的营销的影响。制药业非常重要，如果没有制药业，新疗法就会寥寥无几，进步就会很慢。几位医生和制药公司的高管非常坦率地谈到了药品营销的影响，以及自然的衰老如何被误认为疾病，患者如何警惕这种误导。

癌症是一种可怕的疾病，年龄越大，发病的可能性越大。在一生中，男性大约每两个人中有一人患癌症，女性为每三个人中有一人患癌症。在治疗某些棘手的癌症方面，临床医学最近取得了巨大的成功，但对很多恶性肿瘤，目前最多也只能做到暂时控制。肿瘤科医生在斟酌复杂而严酷的治疗价值时，不仅要深谙医学，还要能敏锐地体察病患的心理：我们愿意承担多大的风险，我们的求生欲望有多强烈。书中介绍了两位癌症专家如何引导患者做出选择，以及患者如何引导两位医生判断最适合患者性格和生活方式的治疗方案。

在对医生思考方式的探讨的结尾，我将再次强调言语的重要性。后记提供了患者、患者家属和朋友可以用来帮助医生思考的言语，这些言语也能更好地帮助他们自己。当患者和他们的至亲至爱了解了医生的思考方式，以及为什么有时候医生不进行思考时，他们就能成为医生真正的拍档。运用这些知识，患者可以为医生提供最重要的信息，帮助医生做出正确的诊断，医生会为他们提供所需的治疗。患者和他们的至亲至爱可以帮助哪怕最有经验的医生避免犯错。为此，他们需要回答前面我对自己提出的，且没有现成答案的问题。

高明的医生会思考、好思考、重思考

在安妮·道奇找迈伦·法尔查克医生看病后不久，我在他的办公室见到了他。他就职于波士顿的贝斯以色列女执事医疗中心。法尔查克医生 60 岁出头，体格结实，秃头明显，眼睛充满活力。很难从口音上判断他是哪里人，他的言谈富有音乐般的韵律。他出生在委内瑞拉乡村，在家里说意第绪语，在村里说西班牙语。年幼时他被送到布鲁克林区和亲戚同住。在那里他很快学会了英语。这些经历使他对语言及语言的细微差别和作用特别敏感。法尔查克离开纽约到达特茅斯学院求学，后来进入了哈佛医学院，在波士顿的布里格姆医院接受培训，在美国国家卫生研究院做了几年肠道疾病的研究。他从业将近 40 年，对治病救人充满着热情。当开始讨论安妮·道奇的病例时，他坐直了身子，好像有一股电流从他身上穿过。

“她很消瘦，看起来憔悴不堪，”法尔查克对我说，“满脸皱纹，很疲惫。她一动不动地坐在等候室里，双手紧握在一起，看得出来她很胆怯。”法尔查克从一开始就在观察安妮·道奇的身体语言。所有的一切都是潜在的线索，不仅能让他了解安妮的身体状况，还能了解她的情绪状态。安妮是一个被痛苦压垮了的女人，她需要温柔地被拯救出来。

医学院的学生被教导应该对患者进行孤立的、线性的评估：先了解患者的病史，然后查体，开化验单，分析检查结果。只有在收集到所有数据之后，你才会得出患者患有何种疾病的假设。然后基于之前的数据库，根据统计上的可能性对这些假设进行筛选，分析每一种症状、每一种身体异常和每一项检查结果，最后得出可能的诊断。这就是贝叶斯分析，它是一种决策方法，受到了构建算法和严格遵守循证法的人的青睐。但事实上，即使有医生遵循这种数学范式，人数也是极少的。体检从观察等候室里的患者就开始了，并在和患者握手时获得触觉上的反馈。在患者讲述病史之前，医生就已经形成了假设性诊断。当然在安妮的例子中，内科专家已经在转诊表上写下了诊断结果，而且诊断结果得到了多位医生的证实。

法尔查克医生把安妮·道奇领进他的办公室，他的手托着她的肘部，轻轻地把她带到办公桌对面的椅子上。她看着大约 15 厘米厚的一摞纸。那是她的病历档案，她曾在内分泌专家、血液病医生、传染病专家、精神科医生和营养专家的办公桌上看到过它。15 年来，她看着它随着看病次数的增加而不断变厚。

法尔查克医生接下来做的事吸引了安妮的目光：他把那摞病历挪到办公桌比较远的一边，从白大褂胸前的口袋里掏出一支笔，又从抽屉里拿出一叠空白的横格纸。法尔查克说："在讨论你为什么今天来这儿之前，让我们先回到一开始。告诉我你第一次感到不舒服是什么时候。"

有那么一小会儿，安妮感到有些困惑：难道这位医生没有与她的内科医生沟通过？难道他没有看她的病历？"我得了神经性贪食症和神经性厌食症，"她轻声说道，她的两只手攥得更紧了，"现在我又得了肠易激综合征。"

法尔查克医生微微一笑："我想听你用自己的话讲述你的经历。"

安妮瞟了一眼墙上的钟，秒针不慌不忙地"嘀嗒"着，宝贵的时间在流逝。她的内科医生告诉她，法尔查克医生是大专家，等着他看病的患者非常多。她的病不算很紧急，之所以能在不到两个月就预约上，是因为法尔查克医生圣诞节那周的安排被取消了。但她没有觉察到医生有任何的匆忙或不耐烦，他很平静，就好像他有足够的时间一样。

于是，安妮按照法尔查克医生的要求，开始讲述最初令她痛苦的症状，以及她看过的许许多多医生，做过的许许多多检查。在她讲述时，法尔查克医生有时会点点头，插一句“嗯嗯”、“我在听”或“请继续”等。

有时，安妮发现自己记不清事情的顺序了，就好像法尔查克医生授予了她打开闸门的权限，大量痛苦的记忆随即奔涌而出。她趺趺撞撞地向前，就像她小时候在科德角被一个巨浪打蒙，将她裹挟而走。她不记得什么时候因为贫血做了骨髓活检。

“不用在意具体的时间。”法尔查克说。安妮沉默了好一会儿，还在努力回忆具体日期。“放心，我会查看你的病历的，让我们聊聊过去的几个月，为了增加体重，你做了什么？”

这对安妮来说简单多了，就好像医生扔给她一条绳子，慢慢地把她拉上现实的海岸。法尔查克特别关注她的饮食细节，他说：“请再说说每次吃完饭后的情况。”

安妮觉得她已经解释清楚了，而且病历上写得很详细。她的内科医生肯定向法尔查克介绍过她的饮食方案。不过她还是继续解释说：“早上我尽可能地多吃一些麦片，中午和晚上吃面包和意面。”几乎每顿饭后她都会肠绞痛、腹泻。她服用的抗恶心药很大程度地减少了呕吐的次数，但对腹泻没有帮助。“我每天都按照营养专家教给我的方法，计算摄取的热量，差不多能达到 3 000 卡路里。”

法尔查克医生停顿了一下，安妮看到他的目光从她的眼睛上移开了。然后他再次看着安妮，之后把她领进了大厅另一头的检查室。不同于以前的任何体检，法尔查克没有像其他医生那样检查她的腹部——按一按、触一触她的肝脏和脾脏，让她做深呼吸，寻找敏感的部位。法尔查克医生反倒专心地检查起她的掌纹，就好像他是一个算命先生。安妮有些不解，但没有问他为什么这么做，也没有问为什么他花了很长时间用手电检查她的口腔，不仅查看了她的舌头和上颚，还查看了她的牙床和嘴唇后面发亮的组织。法尔查克之后又仔细检查了她双手和双脚的指甲。最后他解释说："有时候可以从皮肤和口腔内膜上发现诊断的线索。"

他似乎挺关注安妮直肠中残留的稀便。安妮说她早早吃了早餐，在驾车来波士顿之前腹泻过。

检查结束后，他让安妮穿好衣服去他的办公室。安妮觉得很累，她为此行积攒的力量在一点点耗尽。她强打精神，准备再听一遍以前听过很多次的严肃告诫，鉴于她每况愈下的健康，她必须多吃点。

"我不确定你患有肠易激综合征，"法尔查克医生说，"也不能确定你的体重减轻是否只是因为神经性贪食症和神经性厌食症。"

安妮以为自己听错了。法尔查克医生似乎看出了她的困惑。"你无法恢复体重可能另有原因。当然我有可能弄错了，但我们有必要搞清楚，因为你已经很虚弱了，已经承受了很多痛苦。"

安妮觉得更加困惑不解了，她克制住想哭的冲动。现在还不能崩溃，她必须认真听医生的讲解。法尔查克医生建议验血，这没什么，但还建议做内窥镜检查。法尔查克医生解释说，他会把一种光纤工具，其实就是质地柔韧的望远镜，送入她的食道，然后进入胃部和小肠。如果有不正常的地方，他会做活检。安妮已经受够了无穷无尽的检查：X 光、骨密度检测、痛苦的骨髓活检（血细胞数量太少）、多次脊椎穿刺（患脑膜炎时）。尽管医生说会给她用镇静剂，但她依然不确定为此遭罪受累是否值得。她回想起她的内科医生如何不愿意把她转诊给一位胃肠病专家，猜想这项检查是否毫无意义，只是为了做而做，或者更糟，只是为了赚钱。

安妮想要拒绝，但法尔查克医生再次强调说，她的病可能另有原因。“鉴于这些年来你的情况很糟糕，减了那么多体重，血液、骨骼和免疫系统也变得很差，所以我们必须找到所有出问题的地方。可能是因为你的身体不能消化吃进去的食物，那 3 000 卡路里只是从你身体里经过，这就是你的体重降到了 37.2 千克的原因。”

在安妮和法尔查克医生第一次预约的一个月后，我见到了安妮。她说法尔查克送给她一份最棒的圣诞节礼物——她的体重增加了近 5.4 千克。三餐后强烈的恶心、呕吐感、绞痛和腹泻症状都减轻了。验血和内窥镜检查显示她患有乳糜泻。这是一种自身免疫性疾病，本质上是机体对谷蛋白过敏，谷蛋白是很多谷类的主要成分。这种病也被称为口炎性腹泻，曾经被认为很罕见，因为有了先进的检查手段，现在的医生以为它是一种比较常见的疾病。而且，过去口炎性腹泻被认为是童年期出现的疾病，但其实其症状有可能到青春晚期或成年早期才出现，就像安妮·道奇。她确实患有饮食障碍，但身体对谷蛋白的反应导致了肠易激和肠道内膜畸变，所以营养不能被吸收。饮食中添加的麦片和意面越多，消化道受到的损伤越严重，能够进入身体系统中的热量和必需维生素就越少。

安妮·道奇告诉我，她既喜出望外，又有点惶惑。四处求医 15 年了，她本已经开始不抱希望。现在她有了恢复健康的机会。她说，恢复身体和心理状态需要时间。也许有一天，像她说的那样，她会重新变得“健壮”。

有时常识思维是“最优解”

迈伦·法尔查克办公桌后面的墙上挂着一张镶在相框里的巨大照片。照片中是一群穿着严谨刻板的人，有些人拿着圆顶硬礼帽，有些人蓄着泰迪·罗斯福式的胡子。从照片发黄的颜色和照片上人物的外表可以看出，照片摄于 20 世纪初。与法尔查克开朗的个性、时尚的衣着相比，它显得很不协调。但法尔查克说那是他的试金石。

“这张照片摄于 1913 年布里格姆医院开业的时候，”法尔查克解释道，“‘现代医学之父’威廉·奥斯勒（William Osler）做了第一次大查房。”他的脸上露出笑容，“这是复制品，我没有偷到原件，当时我是总住院医师。”奥斯勒对语言的作用和重要性非常敏感，他的行为深深地影响了法尔查克。“奥斯勒说如果你认真倾听患者，他们会告诉你诊断结果，”法尔查克继续说道，“很多人把我这样的专家看成是技师，他们来接受一系列程序性的检查。程序性检查无疑很重要，我们拥有的专业技术对治疗患者至关重要，但我认为它们也会使我们疏忽患者的叙述。”法尔查克停顿了一下，“一旦你让自己脱离开患者的叙述，你就不再是一位真正的医生了。”

最初，患者可以通过医生的说话方式和倾听方式来了解他们是怎么想的。除了言语交流之外，还有非言语的沟通，医生不仅要注意患者的身体语言，还要注意自己的身体语言，如表情、姿势和手势。

约翰·霍普金斯大学卫生政策与管理学教授黛布拉·洛特尔（Debra Roter）和西北大学社会心理学教授朱迪思·霍尔（Judith Hall）联手研究医学沟通，他们是这个领域最有创造性、最有洞见的研究者。他们分析过成千上万名各类医生，内科医生、外科医生、妇科医生等，与患者之间的真实互动情况及互动录像，倾听他们的遣词用句，观察身体动作。他们还分析了其他研究的数据，最后发现，**医生的提问方式和对患者情绪的反应方式，与他们所说的“患者的积极性和参与度”至关重要**。就像洛特尔所说，这指的是“唤起患者”，让他们即使不是热切地，也是可以放松地同医生进行交流。如果医生想获得线索，解开眼前的医学谜题，患者畅所欲言是很必要的。如果患者很拘谨，或者没说完就被制止了，或者被局限在一条道上，那么医生可能无法获得关键信息。

观察者发现，平均来说，医生会在患者开始讲述生病过程的 12 秒内打断患者。让我们把洛特尔和霍尔的洞察应用到安妮·道奇的案例上。一开始法尔查克提出了一个开放性的问题，他问安妮最早是什么时候发病的。洛特尔说："医生提问题的方式会决定患者如何回答。"如果法尔查克提了一个具体的、封闭式的问题，比如"你的腹痛是什么样的，是尖锐的痛还是隐隐的钝痛？"那么他暗示了一个先入之见，那就是安妮患有肠易激综合征。至于医生如何做出诊断，洛特尔说："如果你已经有了比较明确的诊断，那么封闭式的问题是最有效的。但是如果你对诊断不确定，那封闭式的问题会对你不利，因为它可能会把你带到错路上，而且一去不返。"开放式问题的好处是医生获得新信息的机会极大。

"怎样提出开放式问题才能达到最好的效果？"洛特尔问，"医生必须让患者觉得他很有兴趣听患者想要说的话。患者在讲述自己的患病经历时，其实在为医生提供他可能想不到的线索。"

医生提什么样的问题只是成功对话的一半。"医生还应该回应患者的情绪。"洛特尔继续说。大多数患者深感担忧和恐惧，有些患者还会有羞愧感。医生不应该只是表示同情，给予患者心理宽慰。"患者不希望自己显得愚蠢，也不希望浪费医生的时间，"洛特尔说，"即使医生提出了恰当的问题，患者依然有可能因为情绪状态差而无法畅所欲言。医生的目的是了解情况，为此，他必须懂得患者的情绪。"

法尔查克当时迅速地发现安妮的情绪会妨碍她畅所欲言。他通过充满同情的回应让安妮变得自在起来。他还做了一些洛特尔认为对获得信息至关重要的事情：他打破了安妮的焦虑和沉默，让她知道他在认真倾听，他想了解更多的情况，因此把安妮调动了起来。简单的插话，比如"嗯嗯，我在听，请继续……"向安妮暗示，她所说的对他很重要。

社会心理学家朱迪思·霍尔更多关注的是医患对话中的情绪维度：医生看起来是否喜欢患者，患者是否喜欢医生。她发现这些情感很难藏得住。在对初级护理医生和外科医生的研究中，患者准确地知道医生对自己的感觉。当然其中很多来自非言语的行为，如医生的面部表情、坐姿、姿态是热情欢迎的还是正式而疏远的。霍尔说："人们认为医生的情感应该是中立的，对每个人都一视同仁，但我们知道事实并非如此。"

她对医患和谐关系的研究体现在安妮·道奇的案例中。霍尔发现病越重的患者越不招医生喜欢，重病患者也感觉到了这种不友好。总之，医生喜欢比较健康的患者。为什么？"我不是在批判医生，"霍尔说，"有些医生厌恶重病患者的原因是可以理解的。"如果最好的治疗都无效，很多医生会产生深深的失败感。他们会因为自己的努力徒劳无益而变得沮丧，因此停止尝试。事实上，没有几个医生会热情地欢迎像安妮·道奇这样的患者。想想看：15 年的神经性厌食症和神经性贪食症，这是一种带着社会污名、通常非常难治的疾病。再想一想：这 15 年来有多少医生为安妮投入了很多时间和精力，结果却毫无改观。到 2004 年 12 月，她的状况都变得更糟糕了。

洛特尔和霍尔还研究了医生对患者的态度对诊断和治疗的影响。"我们容易记住极端情况，"霍尔说，"比如天才的外科医生冷漠疏远，和蔼可亲的医生是庸才，但其实好事是相互联系的，良好的医治通常需要两者兼有，它是一个整体。"霍尔总结说，这是因为"交谈占了医生工作的很大一部分，良好的医疗与沟通密不可分。为了做诊断，你需要信息，获得信息的最佳方式是同患者建立和谐的关系。医术与沟通能力密不可分，它们不是此长彼消的关系”。

法尔查克用内心独白来引导他的思考。“她告诉我她每天摄取 3 000 卡路里。我在心里问自己：我应该相信你吗？如果我相信，那你的体重为什么不增加？必须对这个简单的可能性进行逻辑推理：她真的在努力，真的吃了麦片、面包和意面，把它们吞到肚子里，尽量不吐出来，但依然日渐消瘦，血细胞数量依然在减少，骨质越来越疏松，免疫系统越来越衰弱。“我不得不产生怀疑。”法尔查克对自己说。

法尔查克开放式的提问反映了他开放的思维。他对安妮·道奇的观察越多，听她说得越多，他就越感到不安。“不可能把她的病完全归为精神问题，”他说，“前面每个人的诊断都是神经性疾病，但直觉告诉我，这个诊断不完全。一旦产生了这个念头，我就在想：‘还遗漏了什么？’”

临床直觉是一种复杂的感觉。多年行医，听过无数病患的讲述，检查过无数患者，最重要的是，记住自己犯过的错，医生的临床直觉会越来越敏锐。法尔查克曾在美国国家卫生研究院对吸收障碍患者做过研究，这些患者无法从食物中获得人体必需营养素和热量。这个背景对发现安妮·道奇不仅患有神经性厌食症和神经性贪食症，还患有其他吸收障碍非常关键。他告诉我，安妮让他想起一个曾经“愚弄”过他的女性患者，这个患者同样在短时间里体重减轻很多。她被诊断为吸收障碍。她说她吃得很多，但有严重的肠胃痉挛和腹泻。很多医生信了她。经过一个多月的检查，做了无数次验血和内窥镜检查后，法尔查克偶然在她病床下发现了一瓶她忘了藏起来的缓泻剂。她的胃肠道完全没病，有问题的是她的心理。

法尔查克由此认识到**患者的身体和心理都需要被纳入考虑之中，有时候单独考虑，有时候两者结合起来考虑。**

正如我们将在后面章节中看到的，医生以类似的方式增进医术，尽管他们的工作地点不同。他们发现并记住犯过的错误，将这些记忆纳入他们的思考之中。研究显示，专业知识和技能的获得不止依靠长期实践，还要依靠有助于认识到自己错误的反馈信息。

在实习的时候，我遇到了一位业内顶尖的心脏病医生，他不仅知识渊博，而且判断很准确。他把几十年来所有知道的错误都记下来，在遇到疑难杂症时，他会翻看这些简略的记录。很多同事认为他是一个有强迫行为的怪人。后来我才意识到他在教导我们，想要成为一流的临床医生，应该承认自己的错误，分析错误，始终引以为戒。在安妮·道奇的例子中，法尔查克很快回想起在美国国家卫生研究院时，他如何听信了偷偷服用缓泻剂的患者的言辞。他知道这也适用于相反的情况。无论哪种情况，都需要医生不断思考，不断地调查研究。

当法尔查克提到其中对不上茬的地方时，他的话不只是暗喻。多伦多新宁健康科学中心及女子学院医院的内科医生唐纳德·雷德梅尔（Donald Redelmeier）对医生认知及医生认知与诊断的关系特别感兴趣。他指出了“目测法”现象，即医生发现“患者身上有说不清楚但令人不安的东西”。当然直觉有可能出错，但我们不应该忽视它，因为直觉会帮助医生发现眼前的信息被放错了位置。

医生总是用简略的表达把患者定型，“我转给你一个糖尿病并发肾衰竭患者”，或者“急诊室里有一个瘾君子，肺炎导致他发烧和咳嗽”。当然医生的处理经常是合适的，所有临床数据都合理。但是自省的医生知道这种定型可能会犯严重的错误。安妮·道奇从20岁左右开始就被定型为神经性贪食症和神经性厌食症。每个医生都在这种框架里给她看病，这是可以理解的，因为所有的症状都没有超过这个框架。没有理由需要从另一个角度观察，给她的病重新画一幅画。但是有一个例外。法尔查克解释说，"这就像犯罪中的DNA证据。患者一直在说'我告诉你，我是无辜的。'"对医学艺术的掌握、对言语和情绪的敏感，造就了卓越的医生。

在给我看内窥镜下拍摄的安妮扭曲的小肠照片时，法尔查克几乎从椅子上站了起来。"这真让我激动。"他说。就像侦探破了案，找到真凶一样，他感到由衷的开心和骄傲。除了医学上的兴奋和满足之外，让他欢欣鼓舞的还有对他人生命的挽救。

12月的那天，专业知识、医疗直觉、对细节的关注、对心理的洞察等，共同集合在一起。诊断本来可能是另外的样子。长期患有神经性厌食症和神经性贪食症的安妮·道奇得了肠易激综合征。然而，法尔查克却问自己："在这个病例中遗漏了什么？有可能被遗漏的最关键的东西是什么？"

如果他没有问自己这些问题，结果会怎样呢？安妮·道奇、她的男朋友或者她的家人可能在很多年前问过这些问题。当然，患者或他们的至亲至爱不是医生，没有学过医，没有从医的经验。很多外行羞于提问，但是看病时就应该提问。患者可以学习如何提问，学习像医生那样思考。在本书各章和后记中，我会探讨医生所犯的各种思维错误，患者和患者的亲友如何表达才能避免医生犯这些认知错误。

在安妮·道奇的病例中，法尔查克提出了简单但能救人命的问题，而回答这些问题需要他进一步检查。安妮·道奇需要同意进一步的检查，配合验血和内窥镜检查。为此她不仅要相信法尔查克的医术，还要相信他真心想治好她的病，没有其他动机。这是洛特尔和霍尔研究的另一个维度：说出口的和未说出口的言语如何提供了诊断的重要信息，如何说服患者依从医生的建议。“依从”这个词带有贬义，让人想到强硬的家长做派，患者被动地按照高高在上的医生的要求去做。根据洛特尔和霍尔的研究，如果没有信任和互相喜欢，安妮·道奇会把法尔查克验血和做内窥镜检查的建议想歪了。临床上的说法是，她是一个依从性差的患者，这带有轻蔑的意味。她会继续努力说服医生她每天摄取了 3 000 卡路里，但日渐消瘦。

当我与法尔查克从安妮·道奇的病例谈到他在临床上犯过的错误时，我对他更加崇敬了。重申一遍，每个医生都会犯错，没有一名医生永远是对的。即使是最杰出的医生也会误诊，也会选错治疗方法。这不是“医疗过失”。大众媒体对医疗过失已有广泛的探讨，美国国家科学院医学研究所的一篇报道也对医疗过失进行了分析。开错了药的剂量，倒着看患者的 X 光片属于医疗过失，但误诊不算。透过误诊，我们可以了解医生的思考方式。它揭示了医生为什么没有质疑自己的假设，为什么有时候他们的思维是封闭的或有偏差的，为什么他们会忽视自己的知识欠缺。

对医疗中所犯错误的研究显示，**大多数错误源自医生的思维缺陷，而不是技术上的错误。**一项对造成患者严重伤害的误诊进行的研究发现，出错的原因大约有 80% 应归结为一连串的认知错误，就像安妮·道奇这个病例中的情况，她的病被限定在一个狭小的范围内，医生忽视了和既定诊断相矛盾的信息。另一项对 100 例误诊的研究发现，仅有 4 例误诊是由医学知识不足造成的。医生犯错误通常不是因为知识不够，而是因为掉入了认知误区。

我可以回想起 30 年从业生涯中做出的每一次错误的诊断。第一次误诊发生在我在麻省总医院内科做住院医师时。洛特尔和霍尔的研究对此做出了解释。当时，我有一位中年女患者，她没完没了地抱怨这儿不舒服那儿不舒服，她的声音在我听来就像指甲抓挠黑板的声音。有一天，她抱怨胸部靠上的位置不舒服。我尝试确定引起不适的原因：饮食不当、缺乏锻炼、咳嗽，但无果。于是我开了常规检查化验单，包括胸部 X 光片和心电图。两项检查结果显示都正常。没别的办法，我给她开了抗酸剂。但是她依然抱怨不舒服，我不再理会她的抱怨。我实在没有其他思路了。几周后，我被传呼到急诊室。我的患者患了主动脉夹层动脉瘤，就是将血液从心脏传送到身体其他部位的主动脉撕裂了，这会危及生命。后来她死了。尽管即使被发现，主动脉夹层动脉瘤通常也会致命，但我永远无法原谅自己的误诊。本来她是有机会得救的。

洛特尔和霍尔对医生喜恶的研究在一定程度上解释了 30 年前发生的那起临床误诊。我真希望有人教导过我，让我明白情绪会削弱医生的倾听能力和思考能力。不喜欢患者的医生常常会在患者讲述症状时打断他们，在诊断和治疗上怎么方便怎么来，不去思考其他的可能性。医生会越来越确信自己的诊断没错，形成心理承诺。他会坚持自己扭曲的结论。对患者的消极情感使他很难摒弃原来的结论，重新做出不同的诊断。

医生的思维偏见会造成不良的医疗。值得注意的不只是医生消极情感的后果。尽管研究显示，大多数患者能感觉到医生的消极情感，但几乎没有患者知道这会影响诊断和治疗，也很少会因此而换医生。相反，他们常常责备自己的诉苦，责备自己使医生失去了耐心。患者应该直率但礼貌地向医生提出这个问题。患者可以说“我觉得我们之间的沟通不太好”。这会提醒医生，你们之间的融洽性出了问题。如果患者想维持与医生的关系，他的坦率也许能解决问题。但当我问其他医生，如果患者遇到医生不喜欢他们，患者会怎么做时，每个医生都直言说患者会找其他医生。

目 录

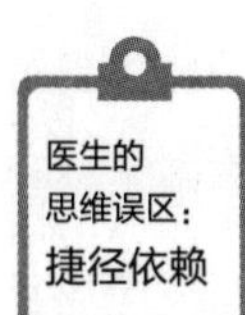

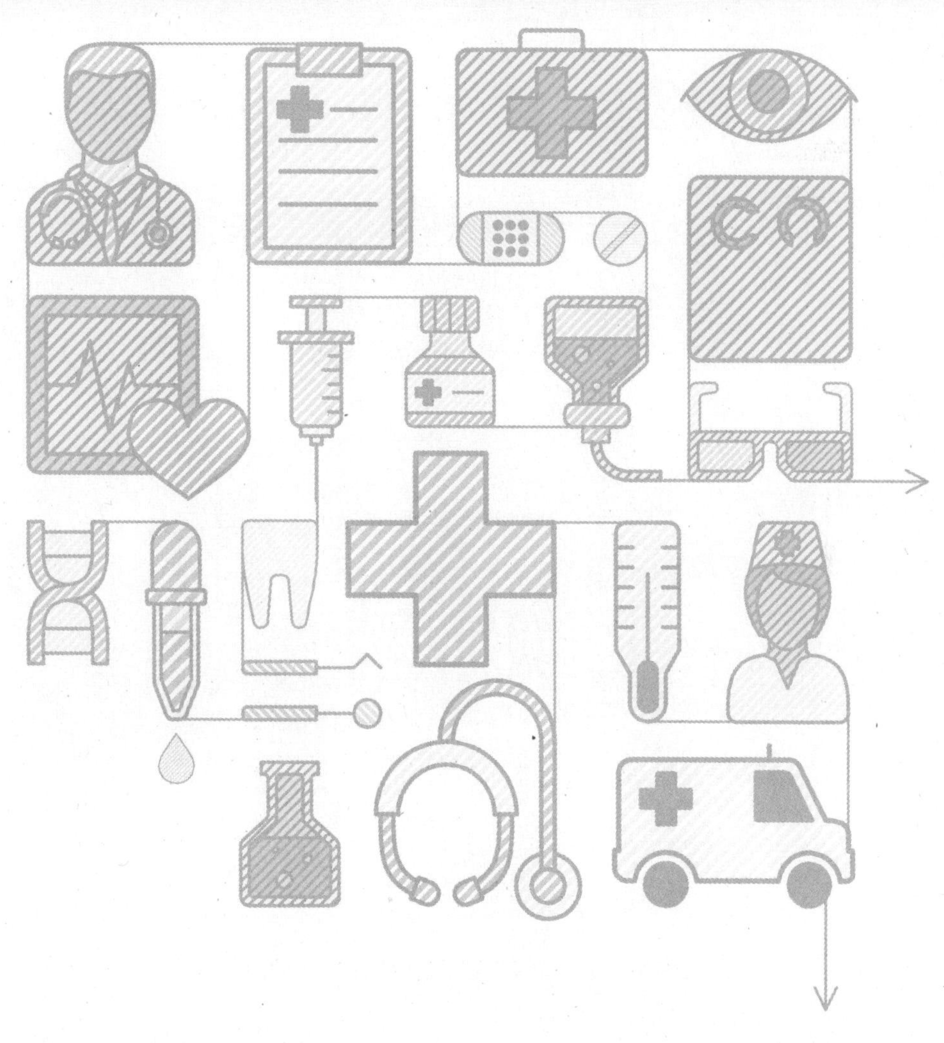

1

除了技术，医学新手和专家最大差距在思维能力

HOW DOCTORS THINK

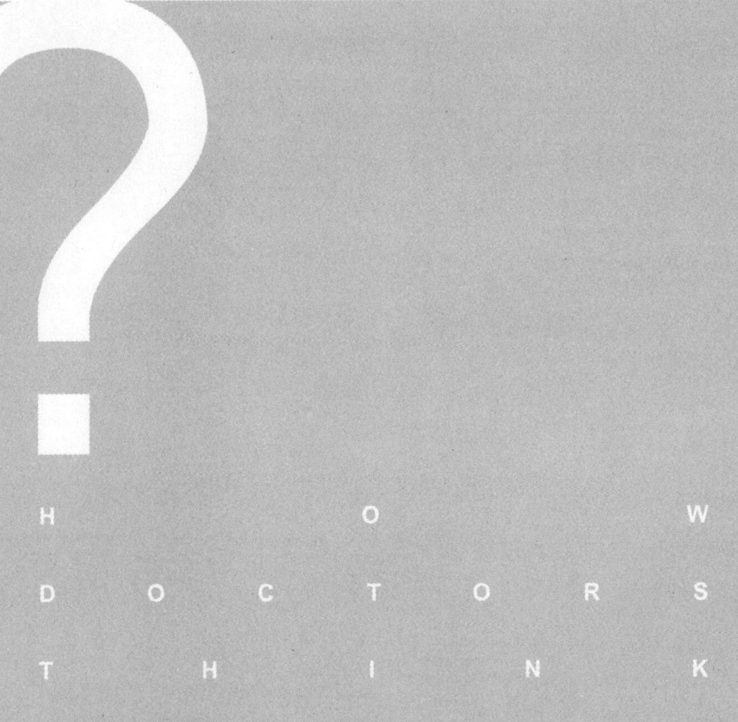

假如你是患者，面对刚来的新手医生，你会怎么做：

A 完全配合

B 质疑他的能力，处处刁难

C 立刻换更有经验的医生

扫码测一测你是不是对自己负责的患者，
获取全书答案和解析。

年轻不等于不靠谱，思维决定高度

1976 年 6 月的一个早晨，我穿上白大褂，把听诊器放进黑包里，站在镜子前再次查看领带是否系得妥帖。尽管天气闷热，但我脚步轻快，沿着剑桥大街走到麻省总医院。这是我期待已久的时刻，是我开始实习的第一天，不再“假扮”医生，开始做真正的医生了。

之后，我和医学院的同学先在阶梯教室和实验室里度过两年，从课本和手册中学习解剖学、生理学、药理学和病理学，用显微镜和培养皿做实验。接下来的两年，我们进行临床学习，有老师教我们整理患者的病历：主诉、伴随症状、既往病史、相关社会数据、既往治疗和当前治疗；然后学习如何给患者做检查：听正常和异常的心音，肝脏和脾脏触诊，颈部、手臂和腿部的脉搏检查，神经轮廓和视网膜血管分布观察。作为我们的指导人，主治医生会在每一步密切监督我们。

在医学院学习的四年里，我是一个认真发奋的学生，坚信必须掌握所有知识和细节，有朝一日才能承担起治病救人的重任。我一直坐在阶梯教室的前排，目不转睛，精神高度集中。在上内科、外科、儿科和妇产科的临床课时，也同样专心致志。为了把所有的内容都记下来，我在上课时和查房后会龙飞凤舞地写下很多笔记。每天晚上，我把这些笔记誊抄到索引卡上，并根据科目把这些索引卡排列在桌上。到了周末，我会努力把它们背下来。我的目标是在脑子里储存一本医学百科全书，当遇到患者时，我可以打开它，找到正确的诊断和治疗方法。

新实习生聚集在医院布尔芬奇楼的会议室里。布尔芬奇楼建于 1823 年，是一座典雅的灰色石头建筑，有希腊罗马式的柱子，大落地窗。大楼中的乙醚圆顶非常有名。1846 年，这个圆形剧场进行了史上首次利用吸入式乙醚进行手术麻醉的公开演示。1976 年布尔芬奇楼依然设有开放的病房，每个巨穴似的房间里容纳了 20 多名患者，病床之间用粗劣的窗帘隔开。

接待我们的是院长亚历山大·利夫。他的发言很简短：作为实习医生，我们既可以学习，又可以服务患者。虽然他的说话声很小，但在我们听来既响亮又清晰：麻省总医院的实习医生都是经过精挑细选的，被寄予了厚望。之后，总住院医师发放了每个实习医生的计划安排。

临床服务项目分布在 3 座楼里：布尔芬奇楼、贝克楼和菲利普斯楼，在接下来的 12 个月里，我们会轮遍这些服务项目。每个服务项目位于不同的大楼里，三栋大楼反映了美国的阶级结构。布尔芬奇楼里住的是没有签约全科医生服务的患者，主要是来自北端的贫穷的意大利人以及来自查尔斯镇和切尔西的爱尔兰人。实习医生和住院医生对医治布尔芬奇病房里的患者感到很骄傲，这是“他们自己的”患者。贝克楼里住的是“半私人”患者，每间病房住两三个人，他们是有保险的工人阶级和中产阶级。菲利普斯楼提供的是“私人”服务，那是一栋 11 层的漂亮大厦，能够看到查尔斯河，有单间也有套间，传说以前套间配有男仆和女仆。非常富有的人经过一群私人医生的挑选后可以住进菲利普斯楼，其中很多医生在比肯山脚下有办公室，他们本身就是波士顿社会顶层的婆罗门。

我从贝克楼开始实习。我们的小组由两名实习医生和一名住院医师组成。在见过利夫医生后，我们三个人立即来到工作的楼层，处理一摞病历记录表。住院医师把它们分成三摞，把最厚的一摞留给了他自己。

我们每个人每隔两个晚上值一次班，第一天晚上就轮到我。我们单独值班，负责该楼层的所有病患和新住院的患者。第二天早上 7 点，我们会碰头，回顾头天晚上发生的情况。“记住，你是铁人，要守住要塞。”住院医师半开玩笑地对我说出这句老生常谈。只有在极其紧迫的情况下，实习医生才能找后援。“如果你确实需要我，可以呼我，”住院医师补充道，“不过，因为头天晚上我值班，所以我会在家睡觉。”

我摸了摸外衣的左兜，在医学院做的索引卡就放在里面。我对自己说，这些卡片是我的“压舱物”，保证我能够独自漂浮。那天我大部分时间都在看患者的病历记录，并把自己介绍给他们。我心里悬着的那根弦慢慢松了下来，但当主管的住院医师和另一位实习医生离开，并提醒我值班期间可能遇到的问题时，那根弦又再次收紧。

黄昏时分，贝克楼静悄悄的。我的自我介绍还没做完，还剩下几个患者没见到。我走进 632 号房间，按照手里的清单核对病房门上的名字，我敲敲门。一个声音传来：“进来。”

“晚上好，摩根先生，我是格罗普曼医生，新的实习医生。”“格罗普曼医生”这个称谓在我听来依然很陌生，它被印刻在名牌上，名牌别在我的白大褂上。

病历上写着：威廉·摩根，66 岁，非裔美国人，高血压控制不良；两天前因为胸痛住院。我“打开”头脑中的百科全书，上面记录着非裔美国人的高血压患病率比较高，心脏增大和肾功能衰竭会让病情变得更棘手。最初的急诊评估和后续的验血、心电图没有发现心绞痛，疼痛的原因是冠状动脉堵塞。

摩根先生用力地和我握了握手，咧嘴笑着说：“第一天吧？”

我点点头：“从病历上看，您是一位邮递员。我祖父也曾经在邮局工作。”

“也是邮递员吗？”

“不，他分拣信件，出售邮票。”

威廉·摩根说他一开始干的也是这些，但他属于“好动的类型”，觉得在外面跑比在室内工作有意思，哪怕天气很糟糕。

“我懂你的意思。”我说，心想我现在宁可在室外，而不是在医院的楼里负责一楼层的患者。我把那天早些时候做的 X 光检查结果告诉了他。上消化道钡餐检查没有显示食道或胃部有异常。

“真是个好消息。”

我正打算离开，摩根先生突然挺直坐起来，眼睛圆睁，下巴松垂，胸部开始剧烈地起伏。

“怎么啦，摩根先生？”

他摇着头，已经不能说话了，拼命地喘息着。

我使劲转动脑子，但无法思考。百科全书不见了。我的手心开始冒汗，喉咙发干，身体无法移动，脚好像被钉在了地上。

“这个人好像出现了呼吸窘迫。”一个低沉的声音传来。

我转过身，看到身后站着一个40多岁的男人，黑色短发，黑眼珠，留着八字胡。

“我叫约翰·伯恩赛德，几年前在这里接受过培训，今天过来看几位老朋友。我是心脏科医生，在弗吉尼亚工作。”

伯恩赛德的八字胡和整齐的头发让他看起来像美国内战中的一个人物。我记得内战中有一名著名的将军也叫伯恩赛德。他熟练地从我的口袋里拿出听诊器，放在摩根先生的胸部。短短几秒钟后，他把听诊器的钟形听头放在摩根先生胸前心脏的部位，把耳塞从耳朵里取下来。“过来，听这儿。”

我从听诊器里听到好像阀门完全打开了，然后关闭一会儿，再次打开，反反复复。

“这位先生的主动脉瓣撕裂了，”伯恩赛德说，“需要立即做心脏外科手术。”

我跑去找护士，伯恩赛德留在摩根先生身边。护士让另外一名护士传呼外科手术团队，然后和我一起拖着一辆抢救车跑回病房。伯恩赛德很快将导气管塞进摩根先生嘴里，护士开始用急救袋泵氧气。其他护士也来了，心脏外科住院医生也到了。我们一起赶紧把摩根先生推进手术室。伯恩赛德告辞，我向他表示感谢。

返回贝克楼，我在护士站坐了几分钟。我有点懵。整件事似乎太不真实了，一开始我还和摩根先生愉快地聊天，然后就像发生了地震，他突然发作，然后大救星伯恩赛德医生出现了。我能感觉到口袋里卡片的重量。在医学院里我是全优学生，而在现实中，我给自己打不及格。

书面病例，仅作参考

接下来的时间里，我强迫自己把该做的杂事做完：检查一位腹泻患者的血钾水平，给一个血糖过高的糖尿病患者调整胰岛素剂量，给一个贫血的老妇人开了两个单位的输血量。在这些杂事的间歇，我会想起摩根先生的事。在医学院的生理学课上，我学过心脏输出和肺内气体交换的相关公式；在药理学课上，学过不同药物对心肌的作用；在查房时，我听过很多患者的心音。但在给摩根先生听诊时，我完全不知道听到的是什么，不知道如何处理。我的高分数毫无意义。麻省总医院的评选委员会不应该把实习机会给我。经过这些年的准备，关键时刻我却只有空空的脑袋，像被吓傻了一样，帮不上忙。

幸好那天晚上剩下的时间里风平浪静。有三名患者入院，但病得都不重，他们的大多数检查在转入贝克楼的病房前，已经在急诊室里完成了。大约凌晨3点，我给手术室打电话。我听说摩根先生的手术很成功，安上了人工动脉瓣，我松了一口气。

实习的第一个晚上让我明白，我的思考方式应该与医学院里学到的思考方式划开界限了，不能再用以前思考的方式。尽管之前遇到过类似摩根先生这样的患者，但我的思考方式依然与在医学院学到的没什么两样。

在医学院里，医生研究所谓的“书面病例”，患者以书面数据的形式存在。主治医生会分发详细的描述，开头类似这样：66 岁，邮局退休工人，非裔美国人，有高血压控制不良史，主诉最近几周胸痛加重；初步检查排除心绞痛；住院第三天，出现了急性呼吸窘迫。主治医生接下来会提供关于摩根先生更多的细节——血压水平，过去服用过的不能控制血压的药物，对问题进行系统性的分析。第一，主诉是急性呼吸短促。第二，排除了心绞痛。第三，病史，血压控制不良。第四，身体检查。到这时主治医生会详细说明用听诊器听到了什么：呼吸声呈“罗音”，说明肺里有液体；听到第三心音，说明心力衰竭；主动脉返流发出的渐强 / 渐弱性杂音，主动脉返流指的是血液从左心室被泵入主动脉，但之后又流回心脏。

对书面病例，学生会纷纷举手，发表自己对病情的看法。指导老师会把这些假设写在黑板上，形成“鉴别诊断”，也就是罗列出具有这种病史和身体状况的人突然出现呼吸短促可能的原因。主治医生会指出“鉴别诊断”中正确的诊断，然后列举患者在接受心肺分流术之前可以采取的恢复呼吸功能和心脏功能的方法。

医学院的最后两年，在查房中看到患者时，主治医生会为我们构建类似的认知策略。他会领着我们平静而从容地对临床信息和治疗方法进行线性分析。

正如科罗拉多大学认知科学研究院的罗伯特·哈姆所说，这种方法的讽刺性在于，那位资深的主治医生在实际生活中遇到像威廉·摩根那样的患者时，不会这样思考。哈姆写道，在那样的时刻，医生好像根本没有进行过推理。研究显示，虽然在教学练习中资深的医生和学生通常要花二三十分钟才能得出诊断，但临床专家一般会在 20 秒内判断出患者得了什么病。根据哈姆和其他研究医生认知的研究者的观点，如果问约翰·伯恩赛德当时他脑子在想什么，他很难说得清，一切都发生得太快。

新斯科舍省哈利法克斯的急诊科医生帕特·克罗斯凯利最初是一位发展心理学家，现在研究医生认知。他解释说，“身体决策”关键在于所谓的“模式识别”。解决患者问题的关键线索聚合成一种模式，医生认为是某种疾病或病症，无论线索来自病史、体检、X光检查，还是来自实验室检查。克罗斯凯利告诉我：“这反映了知觉的即时性。”它发生在几秒钟内，很大程度上没有经过有意识的分析，主要依靠医生对患者的观察。它不是一步一步整合线索，进行线性分析的结果。思维就像一块磁铁，从四面八方吸收线索。

启发法是培养医疗思维的基石

在实习的第一个晚上，我还意识到思维与行动是分离的。麻省理工学院的唐纳德·舒恩教授研究过不同职业的认知类型，他认为医学涉及“做中想”，与经济学不同。经济学家的工作方式是整合大量数据，对它们进行细致的分析，最后得出结论给出建议。临床医生并没有收集大量的数据，然后从容地做出可能的诊断的假设。相反，医生从见到患者的那一刻起就开始思考诊断。哪怕是与患者打招呼时，他们也会估量患者，看看患者的脸色是苍白还是红润，头的倾斜程度，眼睛和嘴的动态，患者坐下或站起来的样子，声音状况，呼吸的深度。在检查患者的眼睛，听心音，按压肝脏或查看最初的X光片的过程中，医生的诊断会不断发生变化。

研究显示，大多数医生在见到患者之初就会得出两三个可能的诊断，少数能力出众的医生会在脑子掂量出四五个可能的诊断。所有这些诊断假设都源自非常不完备的信息。为此医生需要走捷径。这被称为“启发法”。

启发法

启发法是一种逐次逼近最优解的方法，对所得的解进行反复判断、实践、修正，直至满意为止。其特点是模型简单，所需组合少，便于找到最终答案。

克罗斯凯利说，当医生诊治不熟悉的患者或必须对患者进行快速医治时，或者当技术手段有限时，他们会大量利用启发法。捷径是医生对不确定的情况做出的反应，是环境所迫的结果。**在临床上，医生必须把思想和行动结合起来**，因此捷径是非常重要的工具。正如克罗斯凯利所说，捷径“又快又省事”，是“身体决策”的核心。

问题是医学院不教捷径。事实上老师不鼓励学生运用捷径，因为它们严重偏离了课堂上或查房中的教学练习。在书面病例中，我们对类似摩根先生这样的患者的所有信息进行系统化的分析之后，指导老师会让我们思考急性心力衰竭的科学解释。接下来，同学们会热烈地讨论心肌收缩力的改变以及撕裂的动脉瓣两侧压力的增加。当然，医生必须懂生理学、病理学和药理学，但他还应该学习启发法，了解捷径的作用和必要性，以及捷径可能造成的错误和危险。

在这本书里，我将探讨**启发法是成熟的医学思考的基础，它能够救人，也会导致临床决策中的严重错误。**重要的是，只有在最好的情感状态下，医生才能走对捷径。医生必须知道他在运用哪些启发法，他的情感对它们有怎样的影响。

在医学培训和决策研究中，人们忽视了医生的内在情感对思维的影响。

“大多数人认为医疗决策是一个客观而理性的过程，不受情感的干扰。”然而帕特·克罗斯凯利对我说，事实正相反。医生的内心状态、压力程度都会对临床判断和行为产生很大影响。克罗斯凯利谈到了耶克斯–多德森定律（Yerkes-Dodson Law），这是研究心理运动技能的心理学家提出的定律。

纵轴代表一个人的“工作效率”，横轴代表他的“唤起程度”，即压力水平，由肾上腺素和其他与压力有关的化学物质决定。钟形的底端代表几乎没有压力时的工作状态。

“你希望自己处于钟形的最高处，此时你才思敏捷，工作效率极高。”克罗斯凯利说。他把这个点称为“富有成效的焦虑”，此时压力和焦虑处于最适宜的水平，人可以专心致志，反应迅捷。

内在情感是导致思维错误的推手

摩根先生的事过去了30年后，我曾看到3名医学院的学生陷入了类似的焦虑。他们的患者是一名叫斯坦的40多岁的男性，由于剧烈的腹痛来到急诊室。他发着低烧，血压在降低。学生们开始给他做检查时，他大声恳求他们缓解他的痛苦。“请……请帮我止疼。”学生们惊慌失措。其中一名学生拿起吗啡注射器，注射到斯坦手臂的静脉里。斯坦很快停止了呼吸。学生们寻求帮助，要给斯坦做心肺复苏。

幸运的是，斯坦不是一个真的患者。尽管“他”有柔软的皮肤、真实的声音，甚至手腕上有跳动的脉搏，但“他”只是一个高科技人体模特。通过设定程序，他可以表现出正常的生理，也可以表现出不同疾病的症状，还会对治疗做出逼真的反应。哈佛医学院教导主任南希·奥利奥尔医生说，那天的三个学生和所有医治斯坦的新手一样，都没有做出正确的诊断。斯坦的血压之所以下降，是因为他患了急性胰腺炎。学生没有对症治疗，也没有开恢复血压的静脉注射药物和剂量。在斯坦痛苦的喊叫和恳求下，一些学生给他注射了剂量足以致命的吗啡。

“在摩根先生病房里发生在你身上的状况同样发生在了医治斯坦的学生身上，”奥利奥尔医生说，“在学校里学的一切好像都消失了。”

用斯坦做模拟的目的是把课堂上的分析性学习和最高效的模式识别（处于耶克斯－多德森曲线的顶端）联系起来。但是就像奥利奥尔和其他人所说，总有初学者不再是初学者的时刻，到那时他们必须为患者的生命负责，缓解患者的病痛。

我不仅在第一次遇到威廉·摩根时感到高度紧张，紧张感甚至贯穿了我的整个实习期。在这些培训中，年轻的医生逐渐学习如何从耶克斯－多德森曲线的边缘发展到工作效率的最高点。我的实习团队基本上遵照着“看一遍，做一遍，教一遍”的准则。

在急诊室、ICU 或病房里，你看到的可能是严重的心脏病发作、肺栓塞、脑出血或癫痫大发作。如果够幸运，这些状况会发生在白天，资深的住院医生还没有回家睡觉，你可以叫他们来，对情况作出快速判断和应对，挽救患者的生命。实习医生在“看一遍”时，会按照住院医生的指导部分地“做一遍”，进行心脏、肺脏听诊，检查放大的瞳孔，或者把导气管塞进紧闭的嘴巴里。你谨遵资深住院医生的指令和他提出的措施，给受伤的肺部供氧，平稳心力衰竭患者的血压，止血或阻止癫痫发作患者的大脑放电。如果你非常幸运，尽管非常忙乱，资深住院医师也会简单说几句，解释一些措施的窍门，比如如何把呼吸管插入气管，而不会误入食管；如何调整治疗肺栓塞的抗凝剂的剂量；他喜欢用哪种药来恢复正在下降的血压或止住癫痫。

下一次你可以更好地模仿他。你已经开始边想边做了。

伯恩赛德医生大约用了 15 秒判断摩根先生的病情和应该采取的措施。治疗安妮·道奇的医生有 15 年的时间思考她的病。安妮·道奇慢慢地会死于营养不良，而威廉·摩根很快会死于心力衰竭。对安妮·道奇需要做的是去除一种食物成分谷蛋白，而对威廉·摩根需要进行复杂的干预，打开他的心脏，插入新的动脉瓣。通过这样的对比，你或许认为医生在安妮·道奇和威廉·摩根的诊治中有着不同的思考方式。确实，时间和任务决定了医生需要多少审慎的分析，需要多少快速的直觉性思维。但我认为它们之间的相似性超过了差异性。

在安妮和摩根这两个病例中，迈伦·法尔查克和约翰·伯恩赛德都识别出了临床模式。他们都必须调整自己的情感。法尔查克必须克服医生对精神患者的消极情感，避免把这些人看成是疯子、讨厌鬼、妄想狂和负担，因为他们不说实话，他们的身体不适不值得认真对待，因为他们的症状不是源自胸部、内脏或骨骼，而是源自心理。大量研究显示，被认为患有心理疾病的患者会受到内科医生、外科医生和妇科医生的怠慢。因此，他们的身体疾病常常得不到诊断或者被延迟诊断。医生的消极情感影响了他们的思考。

伯恩赛德面对的是另一种挑战：他的唤起程度较低，所以他能快速有效地进行思考，采取行动。在每个病例中，把情感状态调整好就能很好地治病救人。认知和情感不可分。在遇到所有的患者时，两者会混合在一起。在威廉·摩根这种临床危机中，两者的混合很明显；在安妮·道奇这种迁延不愈的慢性病中，两者的混合比较微妙。

当我把威廉·摩根病房中发生的事情告诉同事时，医生需要洞察自己内心情感的重要性突显出来。他们对我感到的恐惧和焦虑很熟悉。但是我和同事很少意识到，医学院的学生、实习医生、住院医生乃至医生，整个职业生涯中都很少讨论其他情感如何影响了医生的认知、判断及他们的行为和反应。

长期以来，我一直认为医生在医疗上犯的错主要是技术性的错误，比如开错了药的剂量，弄混了两个患者的输血量，把左臂的 X 光片标成了右臂。但是越来越多的研究显示，技术性错误只占误诊和错误治疗很小的一部分。大多数错误是思维错误。**导致部分认知错误的根源在于我们的内在情感——我们往往不愿承认，甚至意识不到的情感。**

HOW DOCTORS THINK

避免陷入捷径依赖的思维误区，医生需要：

- ☐ 培养紧急时刻的思维应变能力
- ☐ 不依赖书面病例，对类似新病例要重新全面思考
- ☐ 既要掌握捷径的使用条件，更要当心隐藏风险

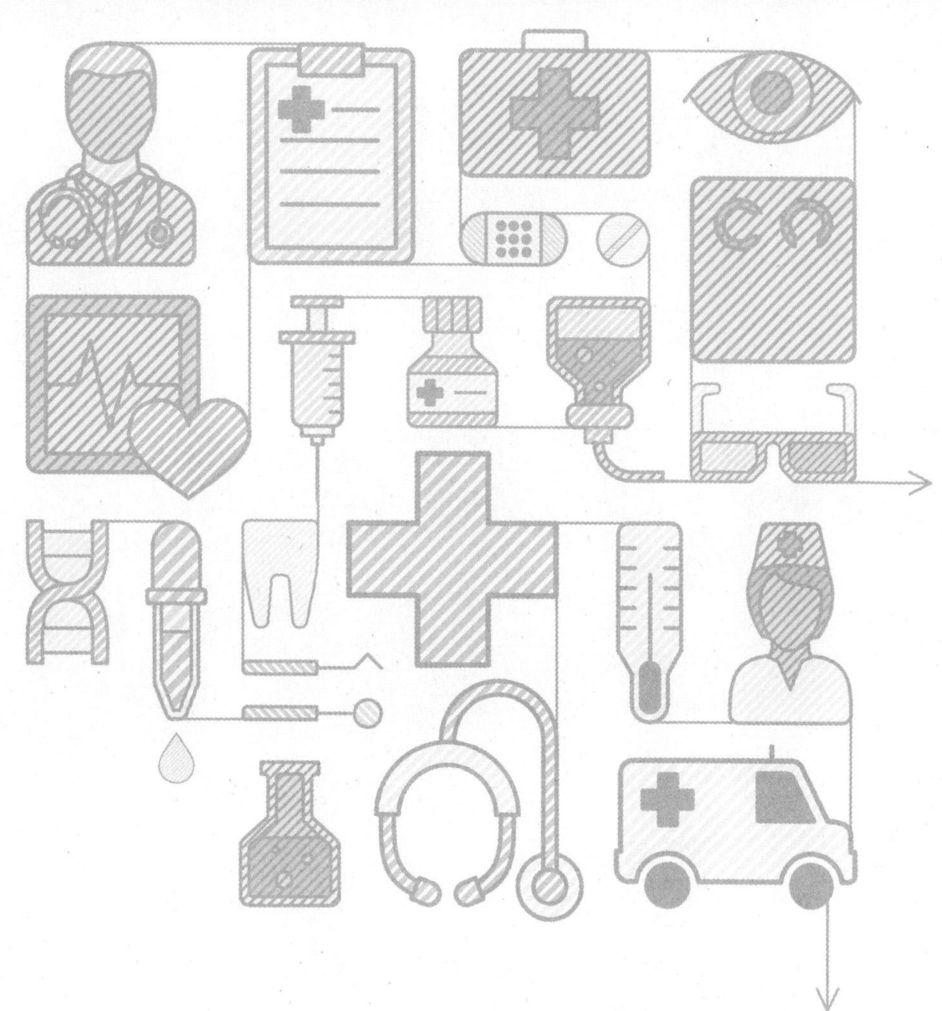

2

医生对你的喜好会影响决策力

HOW DOCTORS THINK

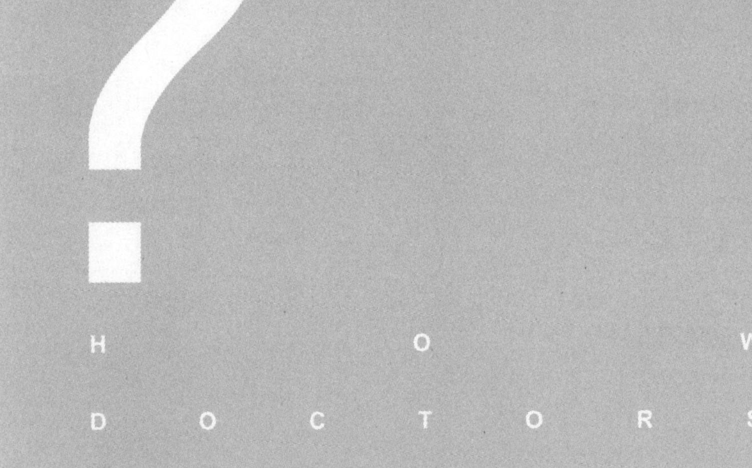

去医院看病，发现自己的主治医生很冷漠，你会怎么做：

A 私底下抱怨，消极治疗

B 主动向医生询问自己病情、治疗方案等

C 立刻换其他医生

扫码测一测你是不是对自己负责的患者，
获取全书答案和解析。

医生的刻板印象让你“被误诊”

几年前一个春天的下午，埃文·麦金利在新斯科舍省哈利法克斯附近的森林里徒步时，一阵胸痛让他停了下来。

麦金利是一位护林员，40 岁刚出头，穿着讲究，有一头稻草色金发，一张轮廓分明的脸。最近几天他胸口的不适感越来越强烈，但不像这次这么严重。他没有冒汗，也没有头昏眼花，不觉得发烧。但每次吸气，疼痛都会加剧。麦金利慢慢往回走，回到办公室。他坐下来等着疼痛消失，但痛感没有消失。作为一名护林员，他习惯了由于攀爬陡峭的石子路或背着重重的包慢跑造成的肌肉酸痛，但那些酸痛不同于现在的疼痛，他觉得应该立即就医。

碰巧的是，帕特·克罗斯凯利医生在急诊室值班。他打量着麦金利：一个瘦高结实、肌肉强健的男人，穿着亮橄榄绿色短夹克和长裤，很像美国公园护林员的制服。麦金利的脸色红润，是那种在户外工作的人应有的脸色，他的额头没有汗水。克罗斯凯利专心地听麦金利描述他的胸痛这几天里如何不断加重，今天更加严重。克罗斯凯利提了一些问题，以便更精确地了解他的症状。麦金利说疼痛位于胸口的正中，没有向手臂下转移，也没有转移到颈部或后背，改变身体姿势不会加重疼痛，哪怕做深呼吸也不会让他疼晕过去。

克罗斯凯利问了一些心脏病和肺病的危险因素。麦金利从不抽烟，也没有心脏病、卒中或糖尿病的家族史。当克罗斯凯利提到“久坐不动的生活方式”时，麦金利笑了，克罗斯凯利也笑了。麦金利还补充说，他没有什么压力，家庭幸福，他热爱他的工作，体重从来没有超重。然后克罗斯凯利给他检查。

首先他确认分诊护士记录的生命体征是正确的。麦金利的血压110/60mmHg，脉搏60次/分，心跳规律，简直是运动员的身体。克罗斯凯利非常仔细地检查了麦金利的心脏和肺脏，尤其是在他做深呼吸的时候，但一切正常。麦金利肌肉很发达，当克罗斯凯利按压他肋骨和胸骨的连接处时，他也没有痛感。他的小腿和大腿没有肿胀，也没有很敏感的地方。最后，医生开了心电图、胸部X光和验血，包括检查血氧水平和心肌酶，查看是否存在心脏损伤。如他所料，一切正常。

“我认为你的胸口疼痛不是什么病，”克罗斯凯利对麦金利说，“你可能用力过猛，拉伤了肌肉，因为你的心脏一点病也没有。”这位护林员放心地回家去了。

第二天上午克罗斯凯利不当班，读着一本很吸引他的小说。他曾是一位运动健将，1976年参加了蒙特利尔举行的奥林匹克赛艇比赛。他体形保持得很好，那天他在哈利法克斯港口附近慢跑了6.4千米。傍晚他来到急诊科，遇到了一位同事。

“非常有意思的病例，”那位医生说，“昨天你见到的那个患者今天早上来了，他得了急性心肌梗死。”

克罗斯凯利大吃一惊。他查看了昨天自己在急诊室病历表上写的记录。那位同事安慰他说：“如果是我给他看病，我也不会给他做更多的检查。”但同事的安慰根本没用。相反，他认识到自己犯了一个常见的认知错误，有可能让护林员付出生命的代价。

“我疏忽了，”克罗斯凯利在叙述麦金利的病例时对我说，“我为什么会疏忽？不是因为恶劣的行为或粗心大意，而是因为那个人看起来非常健康，这个印象影响了我的思考。”克罗斯凯利的声音有些颤抖，“幸好他没有死。”

回想起来，克罗斯凯利意识到在见到埃文·麦金利时，他患有不稳定型心绞痛，冠心病引起的胸痛逐渐加重，这通常是心脏病发作的先兆。

“心电图查不出不稳定型心绞痛，50% 这样的病例不会表现在心电图上，”克罗斯凯利说，他听起来好像在给自己讲课，“查心肌酶没有提示他有不稳定型心绞痛，因为当时心肌还没有受损。不稳定型心绞痛也不会体现在 X 光片上，因为心脏还没有停止泵血，所以没有液体溢入肺部。”

克罗斯凯利所犯的错误被称为归因偏差：刻板印象支配着人的思考，人意识不到与刻板印象相矛盾的可能性，因此将症状归因于错误的原因。

克罗斯凯利告诉我，他只看到麦金利匀称的身材，精良的橄榄绿制服，麦金利的体格和轮廓分明的面庞让他想到年轻时的克林特·伊斯特伍德（Clint Eastwood），所有都显示出健康和活力。是的，麦金利的心绞痛存在不寻常的地方，他的疼痛不属于冠心病的典型疼痛，身体检查和化验结果都没有指向心脏病。但是克罗斯凯利强调说，那正是关键点，“你必须在脑子里对非典型的情况有所准备，不要太快让自己相信患者一切都好。”现在，克罗斯凯利在把归因偏差教给学生和实习医生时，会把埃文·麦金利作为例子来讲。

更常见的情况是，如果患者符合消极的刻板印象，医生就容易产生归因偏差。像克罗斯凯利一样，多伦多大学的唐纳德·雷德梅尔医生也研究医生认知，他给我讲了一个他最近在查房中看到的例子。查尔斯·卡佛，73 岁，退休前在商船上工作，现在他独自住在一个小公寓里。过去几个月，他感到很疲劳，肚子开始鼓胀。卡佛去看急诊，实习医生注意到他嘴里有酒气。卡佛告诉他，他喜欢每天晚上喝一杯朗姆酒。他的腿和脚像肚子一样，也肿胀起来。卡佛没有刮胡子，衣服又旧又破。实习医生心里想他多日没有洗澡了。

雷德梅尔查房时，实习医生对卡佛情况的描述很简略。“查尔斯·卡佛，73 岁，退休商船船员，长期饮酒史，因疲劳感加重和液体潴留入院。”实习医生对卡佛的肝脏进行触诊，并告诉雷德梅尔，卡佛的肝脏变大，硬化，有结节。雷德梅尔开始考实习医生。很快，雷德梅尔发现这个实习医生脑子里只有一个可能的诊断：酒精性肝硬化。雷德梅尔让医疗团队提出其他解释。他盯着他们的眼睛，能看出他们的压力，他也明白他们认为他在浪费宝贵的查房时间，本可以讨论比那个酸臭、满身酒气的老水手有意思得多的病例。

“实习医生的计划是让这个酒鬼睡一觉，给他服用一些温和的利尿剂，尽快把他打发回家。”雷德梅尔告诉我。

在讨论像查尔斯·卡佛这样的患者会引起医生什么样的情感时，医生说:“你会充满厌恶。”厌恶感使你不愿接近他。当然,作为一名医生,你的职责是对他做出正确的诊断和治疗,但你会有意或无意地希望尽快完成,把这样的患者打发走。对于自己似乎都不在意自己的患者,如肝硬化的酒鬼,肺气肿晚期的老烟枪,患糖尿病的大胖子等,医生多多少少会认为不值得为他们付出时间和精力。就像对安妮·道奇这类精神患者的刻板印象一样,当他们说他们在遵照医嘱做时,别人通常不会相信。医生希望自己的治疗取得成功,但成功很重要的一方面是患者的配合。有个医生曾对我说,那些不在意自己身体的患者会让医生觉得自己是西绪福斯。

雷德梅尔自己也容易产生那种本能的厌恶感。他学会了识别这种情感,正如他所说:“我在我的头脑里插上一面红旗。”所以在那天查房时,雷德梅尔没有放弃。他要求实习医生和住院医生提出关于卡佛病情的其他假设。他坚持应该检查卡佛是否患有不寻常的疾病,比如 α1- 抗胰蛋白酶缺乏症,一种会导致肺脏和肝脏疾病的遗传病,再比如肝豆状核变性(威尔逊病),也是一种遗传病,这种病会导致铜离子蓄积,损害肝脏和大脑。

让所有人,包括雷德梅尔吃惊的是,查尔斯·卡佛患有肝豆状核变性。“他们说我太有才了,”雷德梅尔“咯咯”笑着回忆道,“这不是有才,我只是强迫自己不要出现归因偏差,不要把他当一个肮脏的酒鬼打发走。”雷德梅尔补充道,事实上卡佛不是酒鬼,他很享受每天喝一杯朗姆酒,但真的只是一杯,卡佛的女儿证实了这一点。现在,每晚喝一杯的时候,卡佛会服用铜螯合剂,这种药可以去除他身体组织中多余的金属。

克罗斯凯利的归因偏差说明了厌恶情感的反面。他本身就与麦金利有很多相同的特点:两人都充满活力和激情,热爱自己的工作,经常进行户外锻炼。对患者的积极情感通常被认为是有益的,是人道主义医疗的基础。

我们都希望医生喜欢我们，对我们另眼相看，同情我们的不幸，不仅被疾病所吸引，也被我们的为人所吸引。这种积极的情感通常会促进我们和医生的关系，提高医治的质量。但情况并不总是如此。

医生的偏爱会害人

当医生的直觉充满强烈的情感，哪怕是积极的情感时，他们一定要提防自己“跟着直觉走”。

医生通常非常关心他们的患者，希望取得好的治疗结果，这有可能使他们对疾病的研究调查不足。对于特别喜欢、敬仰或认同的患者，医生在做决策时会在暗中“做手脚”，就好像自己替患者抽了一把能获胜的牌。克罗斯凯利过多地依赖最初的数据，正常的心电图、正常的X光片、正常的验血结果，所有这些都指向了对麦金利有利的诊断，所以他没有安排后续的检查。

我们都会偏爱我们希望发生的事情，而不是其他不太吸引人的选择。这种自然的倾向被称为“结果偏差”。在刚一得到暗示我们的愿望可能成真的线索时，无论这种线索多么不完整，我们也会哄骗自己，相信我们希望的事情会发生。总之，我们把能够实现愿望的信息看得过于重要。这种偏差会影响像帕特·克罗斯凯利一样经验丰富的医生。

埃文·麦金利的病例让我回想起和迈伦·法尔查克的谈话。在谈过安妮·道奇之后，我问他最近是否误诊过患者。他的脸阴沉了一会儿，然后给我讲了一个犹太老人的病例。

“他来自一个古老的城市，性格很好，令人愉快。”法尔查克说。乔·斯特恩将近 90 岁了，但依然生机勃勃，他自己开车到布鲁克林区，参加成人教育班。斯特恩的症状是近几周来消化不良，特别是感到胃灼热。这种症状很常见，全科医生或内科医生经常治疗这些症状。不过法尔查克认识斯特恩的家人，所以亲自给他医治。4 个月里，他给斯特恩开了抗酸剂和其他药物，但只轻微缓解了症状。

法尔查克非常喜欢和乔·斯特恩在一起，每次诊治都会超过约定的时长。“他非常幽默，我们用意第绪语聊得很欢，”法尔查克回忆道，“我们关系非常好，我对自己说‘我真的需要给他做侵入性检查吗？’所以在四个月里我只是不断地调整药物。”法尔查克停顿了一下，“后来他说他感到很虚弱，很疲惫，显然有其他问题，他贫血了。”法尔查克给他做了上消化道内窥镜检查，也就是和安妮·道奇相同的检查，把一个光学纤维设备伸入斯特恩的喉咙，插进食道和胃里。结果很清楚：典型的胃淋巴瘤，胃皱襞明显增大。活检证实这个诊断。癌症显然一直存在，因此造成了斯特恩长期消化不良和胃酸反流。

“这是可以医治的癌症，”法尔查克说，“但是我一次一次责备自己。我只是不想让年纪这么大、我又非常喜欢的人遭受检查的不适感和损伤。因为这个，我没有及时做出诊断。”

幸运的是，就像埃文·麦金利一样，最终结果不错，斯特恩的病情开始缓解。法尔查克讲完后，我给他讲了一个我多年前的一个病例：布拉德·米勒。

从还是一个小男孩的时候起，布拉德·米勒就喜欢跑步。他妈妈开玩笑说，无论何时何地，无论是否穿着运动鞋，他都要跑步。布拉德在加州南部长大，每天跑 4.8 千米去学校，周末乘公共汽车从卡尔弗城（Culver City）

西部去海滩，在温暖的沙滩上短跑。之后布拉德去东部上大学。雨雪天气和纽黑文市破旧的人行道也不能阻止他跑步，每天他从大学跑到火车站，再跑回大学。布拉德没有参加校队,他跑步的速度可能足以进入大学代表队，去参加比赛。但是这没关系，因为跑步已经成为他的一部分。在紧张的大学和研究生学习过程中，他把跑步作为他的滋补剂。回到洛杉矶时，他已经取得了博士学位。他一丝不苟地做了大量注释的博士论文，研究的是古代和当代女性原型对詹姆斯·乔伊斯（James Joyce）的作品的影响。当开始在加州大学洛杉矶分校担任助理教授时，他觉得自己的人生充满了前进的动力。

当我第一天走进加州大学洛杉矶分校医疗中心的病房时，他对我说:“你看起来很眼熟。”那是 1979 年刚入冬的时候，我当时在接受血液学和肿瘤学的专科培训。我仔细地看了看布拉德，但并不觉得自己见过他。

“我看见你和两三个朋友在大学周围跑步，”他说，“我也经常跑步，至少过去是这样。”

几乎每个傍晚，一群年轻的医生会在韦斯特伍德的山里跑步。从医院到校园最高处那段高地大道特别陡，这很考验我的体力。

“我一定是其中气喘吁吁的一个，”我说，“所以你记住了我。”

布拉德微微一笑。

“我们会尽一切努力让你可以再跑起来。”我说。

“化疗很难受，我不想弱化这一点，但它会带来巨大的改变。”

大约六个星期前，布拉德注意到左膝盖有点疼。一开始他认为是为即将到来的马拉松加紧训练造成的。但休息和服用抗炎药物并没有缓解疼痛。他去看了运动医学医生，医生检查了他的腿，建议他做做拉伸，跑步时戴上膝盖护具。布拉德认真遵守着这些建议，但疼痛似乎越来越严重，腿也变得更僵硬了。医生给他安排了 X 光检查。他告诉布拉德，他的股骨下端，膝盖上方长了某种东西。他说这已经超出了他的领域，并告诉布拉德应该去看专科医生。这位医生虽然说得很委婉，但依然掩饰不住他所看到的东西的严重性。

布拉德腿里长的是骨肉瘤，一种骨癌。加州大学洛杉矶分校的肿瘤外科是美国最好的肿瘤外科之一，在治疗肉瘤方面具有领先的实验项目。以前像布拉德这样的患者会被截肢，但新开发的化疗药物亚德里亚霉素通常能使肿瘤缩小。肿瘤科医生把它称为“红色死神”，因为它呈蔓越莓色，毒性很大。它不仅会引起严重的恶心、呕吐、口腔糜烂、血细胞减少，而且反复用药会损伤心肌，造成心力衰竭。医生必须密切监控患者，一旦心脏受损，还没有恢复其泵血能力的好办法。加州大学洛杉矶分校的实验策略包括用多剂量的亚德里亚霉素治疗患者，希望肿瘤缩小到可以手术摘除的程度，这样可以避免截肢。

那天下午我们开始对布拉德治疗。尽管服用了避免呕吐的药物，但布拉德无法控制地干呕了几个小时。一个星期的时间，他的白细胞数量急剧下降。由于免疫力下降，布拉德变得很容易被感染。为了避免感染，我们对他进行了隔离。探望他的人必须穿着手术衣，戴着面罩和手套。我们对他的饮食也做了调整，减少了生食，避免他接触细菌。

看着餐盘里几乎未动的饭菜，我问他：“不合你的口味吗？”

“我的嘴很疼，”布拉德低声说，因为化疗，他的嘴里有多处溃疡，“即使我可以咀嚼，它们似乎也不好吃。”

我们给了布拉德一种具有麻醉作用的漱口水，希望能减轻他的疼痛，但显然用处不大。我赞同食物看起来没什么味道。

“你喜欢吃什么，炸腰子？”

布拉德会意地看着我。

“没有什么比乔伊斯更提振精神的了。”

在我们第一次见面时我告诉他，我在新生研讨班上研究过《尤利西斯》（*Ulysses*）。教授解释了相关的爱尔兰历史，尤其是帕内尔和复活节起义，隐约提到了天主教礼拜仪式，还有很多其他典故，如果不是因为一个典故，它们本来会被大多数学生忽略。其中一本书的主人公很喜欢吃炸腰子。

布拉德是病房里我最喜欢的患者。每天早上当我和住院医生、医学院的学生查房时，我会盘点他的症状，对他进行检查，查看医疗团队的发现，复核他的实验室检查结果。然后我会逗留一会儿，试着让他振作精神，把他的注意力从治疗的痛苦上分散开。治疗方案要求在用过三轮亚德里亚霉素后进行电子计算机 X 射线断层（CT）扫描。如果肿瘤缩小得足够多，就可以进行外科手术。如果不够或者肿瘤反而又长大了，那么除了截肢，没什么其他治疗手段了。即使截肢后，患者依然活在癌症的阴云下，因为癌症可以转移到肺部或其他器官。

三轮化疗给布拉德造成了很大伤害。他变得无精打采，和人聊天都困难了。一天早上他发起了低烧，体温 37.9℃。早上查房时住院医生告诉我，他们已经做了血培养和尿培养，身体检查结果是“无病灶”。这个医学术语的意思是他们没有发现明显的感染源。化疗期间，白细胞数量下降后，患者常常会发低烧。如果没有找到发烧的原因，那么需要医生决定何时开始使用抗生素。

“你觉得更没精神了，是吗?”我问布拉德。

他点点头。我再次查看他的各种症状，看是否能发现感染的原因：他是否头疼，是否视物不清，鼻子是否堵塞，咽喉是否疼痛，呼吸是否困难。都没有；他是否肚子疼，是否腹泻，排尿时是否灼痛。也都没有。

布拉德说他自己这样坐着太累了。于是住院医生和一个学生一人扶着他的一只胳膊，支撑他坐在床上。布拉德具有长跑者的体形，又高又瘦。使用多少亚德里亚霉素依据的是体表面积，而不是体重，像他这种体形的人具有较大的体表面积，所以布拉德用药的剂量比较大。他仅剩的几缕黑发被汗水打湿了，脸色苍白。

我检查了他的眼睛、耳朵、鼻子和喉咙，发现除了因治疗副作用导致的面颊内侧和舌头下面出现的一些小溃疡之外，没有什么值得注意的情况。然后我给他检查肺部，他费力地做着深呼吸，但肺没事，心脏听起来也很有力，没有心力衰竭时会出现的“狂跳”。他的腹部柔软，膀胱部位也没有压痛。

“今天就这样吧。”我说。布拉德看起来那么憔悴，应该让他休息了。他点头表示感谢。

那天剩余的时间我是在血液科实验室度过的，当我正在看一位白血病患者的骨髓活检报告时，寻呼机响了，屏幕上显示“布拉德·米勒没有血压了”。我打电话过去，住院医生回答说：“他的体温已经升到了40℃，被送进了ICU。”

感染性休克。当细菌通过血流扩散，它们会截断血液循环。即使对健康的人来说，这也是致命的，更何况像布拉德这种免疫系统受损的患者，结果常常是死亡。

“查到病因了吗？”我问。

“他的臀部左侧好像有脓肿。”住院医生说。

白细胞水平低的患者身体上经常藏污的地方容易发生感染，比如两侧臀部之前的位置。

我陷入了沉默，脑子里重演着上午给布拉德查房时的情景。几个小时前脓肿可能已经有了。当时我说“今天就这样吧”，怎么能“就这样”呢！我竟然忘了让他转过来，检查他的臀部和直肠。

“我又给他做了细菌培养，开始使用广谱抗生素，”住院医生说，“ICU的团队已经接手了。”

“好的，干得好。”我挂断电话，严厉斥责我自己，“工作做得太差了，太粗心了。”

我很为布拉德痛心，这种深深的情感导致我打破了规则。一般来说，对每个免疫缺陷病患者，我每天的检查都会从头顶开始，一直检查到脚指头，查看每个皱褶，每个孔洞，每个器官。而这一次我不想再增加布拉德的不适，没有掀开他身上的床单。事实证明这是一个致命的错误。

我把那天剩下的任务处理完，一空闲下来就冲到了ICU。布拉德戴着呼吸器，睁大眼睛跟我打招呼。除了生理盐水，还为他输了升压药，这种药物能够加强心脏收缩和血管弹性，以保持血压。尽管使用了那么多亚德里亚霉素，但他的心脏没有受损。他的血小板水平降低了，感染性休克患者经常会发生这种情况，医生给他输了血小板。ICU 里的医生已经把他病情的严重性告诉了他的父母。我看到他们坐在 ICU 旁边的房间里，低着头。一开始我想既然他们没看见我，就那么走过去，但后来我强迫自己走进去，说了几句鼓励的话。他们感谢我治疗他们的儿子。

那一夜我没有睡好，第二天我在住院医生之前来到病房，查看了我的患者的所有病历记录表。查房比平时延长了一个小时，我反复检查团队提供的每一点信息。我可以看出他们变得烦躁不安，但我需要平衡自己的情绪，我知道的唯一方法就是反复检查。

布拉德·米勒活了下来。他的白细胞数量慢慢增加，炎症已经消退。他回到病房后，我告诉他那天早上我应该对他做更彻底的检查，但没有解释我为什么没有那样做。他的 CT 扫描显示肉瘤已经缩小到可以做手术的程度，不用截肢了。但是他大腿上很大一部分肌肉会随着肿瘤一起被切除。跑步对他来说就变得太困难了。有时我会看见他在校园里骑自行车，每次我都会在心里默默地感恩。

控制好情感，成就好医生

临床医学中最著名的言论之一来自哈佛医学院的弗朗西斯·韦尔德·皮博迪（Francis Weld Peabody）1925 年的一次讲课："……医治患者的秘诀在于关心患者。"这毫无疑问是对的，但并不像看起来那么显而易见。

医生要当心自己所接受的医学训练。我们不可避免地学会了压抑自己的情感，克制住对很多事情的自然反应，这些事情包括所看到的可怕的和不得不做的残忍的事。比如，在急诊室里，当医生努力挽救车祸伤员或火灾伤员时的情景。如果医生想得太多，他就没法把戴着手套的手伸进流着血的肚子里，或把呼吸管捅过被烧焦的皮肉。即使在不那么危急的情况下，比如给乳腺癌扩散的年轻女性做化疗，再比如把透析分流管插入眼盲的糖尿病合并肾衰竭患者的手臂里，医生必须把痛苦的情感“搁”在一边，因为它会妨碍工作。

对情感免疫会使医生无法履行他作为疗愈者的全部职责，会将他的工作降低为一维，沦为一个战术家。如果医生感情深沉，有可能会畏缩或崩溃；如果医生没感情，就无法去关心患者。医生面对着一个矛盾：情感可以使他们看到患者的心灵，也有可能看不到患者真正的病因。

凯伦·德尔加多医生是一名广受赞誉的内分泌与新陈代谢专家，她主要医治患有内分泌疾病和新陈代谢疾病的患者，比如糖尿病患者、不孕不育患者和甲状腺功能减退患者。我向她提出了医生面临的这种矛盾。在我看来，她是医生的楷模，仁心仁术。我问她是否犯过归因偏差的错误时，她回想起20世纪70年代她接受培训时遇到的一位患者。

那天凌晨时分，一个年轻人被送到医院的急诊病房。警察发现他时，他正睡在美术馆的台阶上。他没有刮胡子，衣服肮脏，很不配合，不愿好好地回答分诊护士的问题。那天晚上，德尔加多医生忙着医治其他患者，她“打量了一下”他，认为他可以睡在走廊的担架床上，不过又是一个无家可归的嬉皮士，早上给他一顿早餐，然后他会再回到大街上。几个小时后，德尔加多医生觉得有个护士在拽她的袖子。

“我希望你能过来检查一下那个人。”护士说。德尔加多不太情愿，但她尊重急诊室护士的判断。

“他的血糖极高。”德尔加多告诉我。那个年轻人处于糖尿病昏迷的边缘。他之所以在美术馆的台阶上睡着了，是因为他很虚弱，昏昏欲睡，没办法返回他的公寓。后来医生发现他不是流浪汉，而是一名学生，他无法回答警察和分诊护士的问题反映了他身体代谢的变化，这是糖尿病失控的表现。

德尔加多说：“做医生最难的地方是，你从错误中学到的最多，通常这些错误发生在活人身上。”这件事给了她一个教训，后来每当急诊室呼她去检查衣冠不整、不配合的患者时，她的脑海里都会冒出那个年轻人。不过单一的经历对应着单一的刻板印象，德尔加多继续说：“你不可能给你脑子里所有的刻板印象编目录，也并不总能意识到自己在把眼前的患者归入某种刻板印象。但你不想通过犯错来了解每一种刻板印象。”德尔加多认为，患者和患者家属应该意识到医生在工作中依赖于模式识别，所以会利用刻板印象来做决定。有了这样的认识后，他们可以帮助医生避免归因偏差。

我问，这有可能吗？

“当然，外行做到这一点并不容易，”德尔加多说，“因为患者和患者家属特别不愿意质疑医生，他们的质疑暗示着医生的思考受到了个人偏见或成见的影响。”德尔加多还认为，患者可以委婉地让医生注意到他对刻板印象的依赖，因为她的一个患者就曾这样做过。

最近，爱伦·巴内特因为许多令她烦恼的症状来德尔加多医生处就诊。很多来看德尔加多医生的患者具有难以诊断的症状，比如没精打采或体重增加，他们认为自己患了激素失调或新陈代谢失调。但他们通常没有这些问题。爱伦·巴内特咨询过五位医生，她觉得他们都在回避她。

“我觉得我快爆炸了，浑身发热，皮肤上好像有虫子爬。真的，就像浑身爬满蚂蚁，有时还头疼得要命。”她告诉德尔加多，“就像有一枚炸弹在我身体里爆炸了。我知道我处于更年期，五位医生都说这些是更年期引起的。其中两位医生说我疯了。老实说，我是有点疯，”巴内特带着揶揄的口气说，“我知道更年期的女人会感到潮热，但我觉得我的情况不同，我觉得不只是更年期的问题。”

德尔加多一边听一边意识到，医生多么容易对一个夸张的、不断抱怨的更年期女人做出归因偏差，更何况她还准确地把自己说成是怪人。所以她没有把刻板印象套用到爱伦·巴内特身上，暂时假定她说的事情很重要，很有意义，她所说的“爆炸”确实不同于普通的更年期潮热和激素失调引起的偏头痛。

“我对她进行了全面的检查，”德尔加多说，“事实证明她确实处于更年期，确实是一个有很多怪念头的怪人，但验尿的结果不像更年期或她只是个怪人那么简单。她的儿茶酚胺水平非常高。CT 扫描显示她的左肾上方有一个嗜铬细胞瘤。”

嗜铬细胞瘤是一种比较罕见的内分泌肿瘤，它会产生儿茶酚胺，一种类似肾上腺素的化学物质，引起血流和血压的剧烈波动。这种循环系统的改变会导致类似更年期的潮热及像偏头痛一样的剧烈头痛。儿茶酚胺还会引起一些心理症状，比如焦虑、绝望，甚至攻击性。如果不接受治疗，患者有可能卒中、心力衰竭或肾衰竭。

“她做了手术，肿瘤被摘除。现在她的潮热和头疼不那么严重了，符合正常的更年期表现，”德尔加多说，“但就像她自己承认的，爱伦依然有点怪。”

德尔加多认为患者和患者家属可以采纳爱伦·巴内特的方法。她用能消除人们戒心的幽默方式告诉医生，她知道自己符合某种社会刻板印象，这种刻板印象已经妨碍了其他医生认真思考她的病情。

“我不觉得爱伦令人讨厌或自视高人，”德尔加多说，“我没有因此而疏远她或被她搞得很烦。她说的话增加了她的可信度，有助于我避免归因偏差。”

消极情感，比如医生对爱伦·巴内特的情感，通常浮在表面，容易识别。但积极情感，比如克罗斯凯利对埃文·麦金利的情感、法尔查克对乔·斯特恩的情感、我对布拉德·米勒的情感，通常不会被认识到其中的危险性。由于德尔加多是一位真心关爱患者的医生，所以我问她是否落入过归因偏差的陷阱。她认为有过。

“我曾有过一个患甲状腺癌的老年患者，考虑用放射性碘对他进行治疗。治疗包含麻烦的后勤工作，会严重干扰患者的生活。我正打算不给他采用这种治疗方法，此时他对我说：‘不要因为我们是朋友就放弃一些难受的检查。’”在病情严重的情况下，在发现医生由于心软有时会导致手软时，患者的家属或朋友才会说出他们的担忧：“您知道我们是多么感激您的关爱，也请您明白，我们可以理解您需要做一些会引起不适或疼痛的事情。”

只有了解这类情感会如何以微妙但重要的方式影响医生判断的外行人才能说出这番话。在思考德尔加多描述的例子时，我意识到布拉德·米勒根本没精力思考我们之前的交往，并在那天早上查房时提醒我。

对患者进行彻底的检查是医生的责任，监控情感是否打破了规则也是医生的责任。

患者、患者的亲朋好友和医生都在情感的海洋里游泳。每一方都需要密切注意中立海岸，那里插着一面警示旗，提醒我们危险的情感流动。

HOW DOCTORS THINK

避免陷入归因偏差的思维误区，医生需要：

- □ 仔细、全面检查患者病情后，再下诊断
- □ 不因患者的外貌、穿着、身份等对其区别对待
- □ 主动向患者 / 患者家属询问诊疗中的情绪意见，适时调整

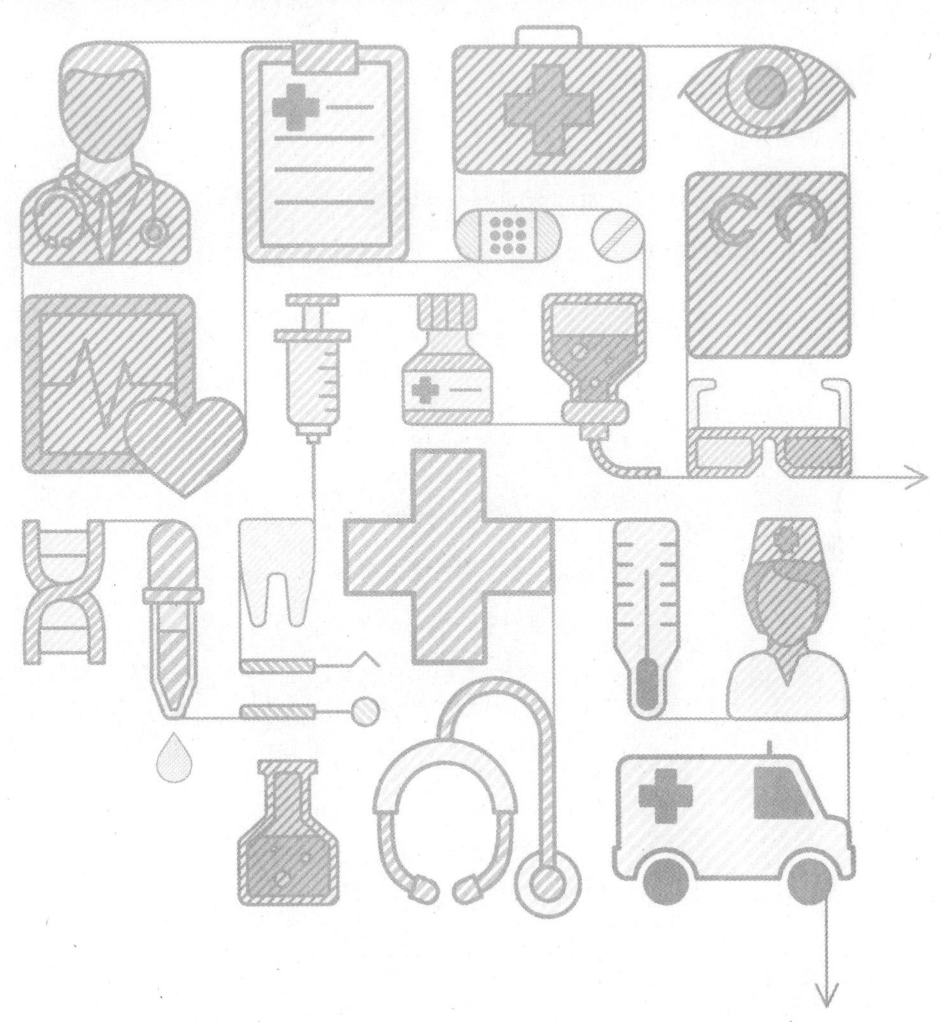

3

远离被误诊，你和医生都该养成的思维模式

HOW DOCTORS THINK

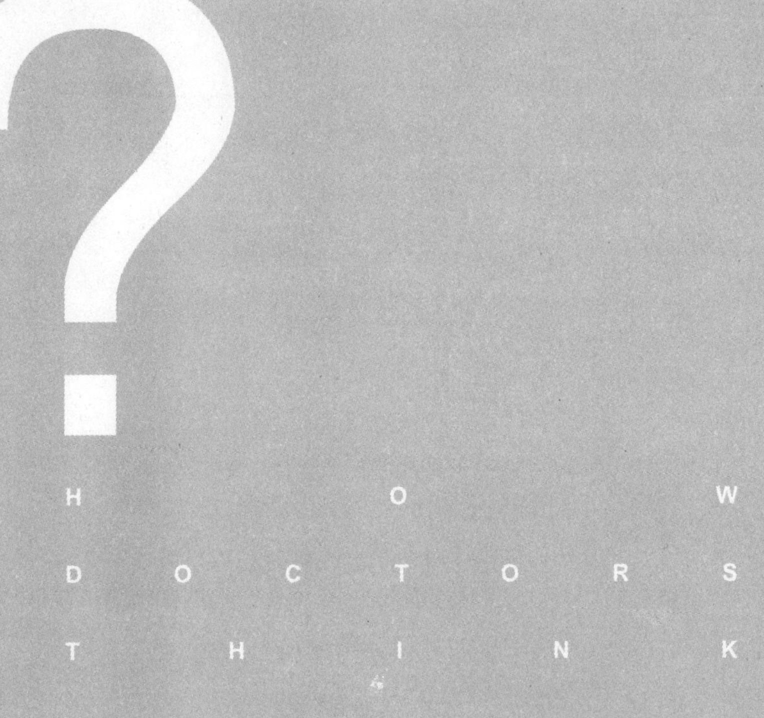

治疗到一半，医生通知你，最初的诊断可能是错的，你会：

A 感到气愤，对医生进行言语羞辱

B 听医生解释，提出自己的疑问，了解接下来的改进方案

C 只要没太大的影响，感觉无所谓

扫码测一测你是不是对自己负责的患者，
获取全书答案和解析。

一，医学结果具有不确定性

从哈利法克斯向西走 5 224 千米，可以抵达亚利桑那州的图巴城。哈利法克斯是加拿大第一个英国人的小镇，建立于 1749 年，镇上 36 万居民依然可以追根溯源到大不列颠群岛。图巴城仅有 6 000 人口，但它是 10 万多纳瓦霍人和霍皮人的中心城镇。现代的玻璃钢筋摩天大楼环绕着哈利法克斯港，正北方一座灯塔倒映在海面上。图巴城坐落在高高的平顶山上，周围是由矮树和颜色柔美的古代沉积岩构成的乡村。

哈利法克斯的达尔豪斯大学医学中心（Dalhousie University Medical Center）因它的学术科系和研究骨干而闻名。医院位于图巴城，由一组暗褐色的低矮建筑组成，印第安健康服务中心就位于其中。从这里去最近的磁共振成像扫描点需要驱车一个多小时。尽管有着不同的地理位置、规模、资源和文化，但像哈里森·奥尔特这样的急诊科医生也同样需要像哈利法克斯的同行，比如帕特·克罗斯凯利一样，识别相同的临床模式，避免相同的认知错误。

奥尔特 43 岁，一开始并没打算当医生。他在布朗大学学习比较文学，四年后进入加州大学伯克利分校医学院。在奥克兰的高地医院完成住院医生的培训后，他以罗伯特·伍德·约翰逊学者的身份来到华盛顿大学，研究医疗决策。在华盛顿大学工作了两年后，他想和医疗服务水平低的社区里的医生们一起工作，于是他和妻子带着三个年幼的孩子搬到了图巴城一栋黄色的灰泥小房子里。

2003 年 4 月的一天，奥尔特正在急诊室工作，一辆救护车从当地霍皮人的学校送来一个 10 岁的男孩，男孩名叫内森·特朗普凯瓦。这个 4 年级的小学生刚刚休息完，正排队返回教室，这时另一个学生跳到他的背上，想骑到他的肩膀上。内森体格强壮，身高 1.42 米，体重约 63.5 千克，特别喜欢追跑打闹。但这一次他痛苦地尖叫起来，倒在地上。

“内森躺在背板上来的，整个脊柱被固定住。”奥尔特回忆道。他描述了患者如何被固定成仰卧的姿势，避免可能受损的神经承受任何压力。“他吓坏了，不停地抽泣、呻吟。”奥尔特很快记录了病历，问了内森几个重要的问题。“他说他可以挪动胳膊和腿，没有觉得有沿着脊柱向下或进入臀部的麻刺感或电击感，只是后背的中间部分特别疼。”奥尔特认为可以把这个孩子从背板上移下来，搬到床上。

奥尔特给他做检查，按压胸椎下部，内森大叫起来。“我送他去拍 X 光片，果然病就在疼得最厉害的地方。他的第 10 胸椎发生了楔状压缩性骨折。10 岁的男孩发生了我经常在 80 岁老妇身上看到的骨折，‘这不应该啊’。”

奥尔特告诉我，他会给每个患者背出他学过的 ABC。

事实上，急诊护理包括从字母 A 到字母 E。A 代表气道（Airway），意思是口腔、喉咙、气管和支气管都是通畅的；B 代表呼吸（Breathing），患者的肺能够吸入足够的氧气，并将氧气送入血流；C 代表循环（Circulation），心脏能够泵血，血压足以将血液送到重要的器官，比如肝脏、肾脏和大脑。D 代表失能（Disability），提醒医生检查神经功能，而不只是检查肌肉力量和反射，还要检查大脑的反应；最后，E 代表暴露（Exposure），指的是不要因为关注某个部位的问题而忽视了身体其他部位。

在内森的病例中，每个字母所代表的都状态良好。

奥尔特给内森开了检查单，包括全血计数、钙水平、骨碱酶水平。一切正常。又给他做了 CT 扫描，然后把扫描结果传给了亚利桑那大学骨放射科医生。报告很快返回急诊室。

“除了第 10 胸椎压缩性骨折之外，一切正常。”奥尔特还是不放心。他用救护车把内森送到弗拉格斯塔夫做磁共振，路上用了一个半小时。那天晚些时候奥尔特得知，磁共振成像证实了 CT 扫描的结果：一节胸椎骨折，除此之外没有异常。

奥尔特打电话给当地儿科医生。这位专家让他放心，说没有什么严重的问题，不用担心。“我们有时会遇到这种情况。”儿科医生说。“我必须接受数据结果。”奥尔特说，但依然感到担忧。他让那位儿科医生保证过几天给内森看看病。预约的时间到了，内森感觉好多了，背部只有轻微的不舒服。儿科医生告诉内森的家人不用担心，这只是不太常见的打闹事故。

奥尔特在西雅图时接受过贝叶斯分析的培训，这是一种面对不确定性时做决策的数学方法。在看患者时，他会计算每种诊断的概率。在内森的病例中，他不知道如何分配这样的概率。没有数据适用于 10 岁男孩发生的第 10 胸椎压缩性骨折，这个霍皮男孩虽然超重但很健康。于是奥尔特不再用复杂的数学方法来解决这个问题，而采用了常识。

奥尔特说："一个学生跳到内森背上，想骑到他肩上，这没什么特别，看起来不足以解释内森受的伤。"但是儿科医生认为没必要找其他原因。"我很困惑，"奥尔特对我说，"那是专科医生的意见，我这样一个全科医生应该尊重他的权威。"

在内森的故事里我听到了熟悉的说法，不是因为我受过急诊方面的培训，也不是因为我医治过儿童，而是因为我听到过专科医生说"我们有时会遇到这种情况"。这种话带着毋庸置疑的特点，基于长期的经验，目的是去掉每个人肩膀上的重担，理所当然地不做进一步的检查。但是这种话应该在彻底寻找了病因并对患者进行持续监控之后再说。如果说得很随便，非但展示不出令人放心的学识，反而会显得愚蠢无知，令人担心。它意味着每个人都应该停止思考。

奥尔特别无选择，只能该干什么干什么。在评估内森的病情上他已经尽力了，比大多数医生更尽力。但他没法把内森的病彻底放下。他不得不等着，等着问题自己显露出来。

几个星期后，问题出现了。内森下床时突然疼得瘫倒了。他被立即送到了急诊科。奥尔特对他进行检查，证实"D"没问题：内森的腿依然有力，反射能力完好。他又开了 X 光检查。这次脊柱上有四处楔状骨折。奥尔特把内森转入了凤凰城的医院。一位整形外科医生给他做了骨髓活检。凤凰城的病理科医生在显微镜下看到骨骼中有一片一片巨大的圆形细胞，每个细胞都很相似，深蓝色，有着盘绕的细胞核。特殊检查发现这些细胞内部有酶，表面有蛋白质。诊断很快出来了：内森患有急性淋巴细胞白血病。

白血病让内森的胸椎变得非常脆弱，另一个孩子跳到背上就造成了骨折。现在病情能解释通了。就像奥尔特推测的，那位儿科医生的解释不合理。

“任何人、任何医生、任何患者在遇到严重病情时，都不应该把‘我们有时会遇到这种情况’作为第一解释，”奥尔特说，“当听到这句话时，你应该说，让我们继续查看，直到找到病因或直到问题得到解决。”

内森·特朗普凯瓦发病同年冬季的一天，一个名叫布兰奇·贝格伊的纳瓦霍女人来到急诊科，她60多岁，呼吸出了问题。贝格伊太太个子不高，瓦灰色的头发盘成发髻，她在居留地的杂货店里工作。过去几周里，一种恶劣的病毒在临近的几个部落中传播，几十个像布兰奇·贝格伊这样的患者因病毒性肺炎来到医院。贝格伊太太说一开始她认为自己只是得了感冒，所以她喝了很多橙汁和茶，还服用了阿司匹林，但症状更严重了，现在她感觉很糟糕。

奥尔特注意到她在发低烧，体温37.9℃，而且她的呼吸频率几乎是正常人的两倍。他用听诊器检查她的肺部，听到空气快速地吸进呼出，但没有干罗音，通常痰会引起干罗音。奥尔特看了她的验血结果。贝格伊太太的白细胞没有增加，但本应该酸碱平衡的血液现在偏酸性了。这在有严重感染的患者身上并不罕见。她的胸片没有显示出病毒性肺炎典型的白色条纹。

奥尔特的诊断是“临床症状不明显的病毒性肺炎”。他告诉贝格伊太太，她处于感染的早期阶段，临床症状还不明显，胸片上没有显示出明显的细菌痕迹。就像奥尔特最近诊治的很多肺炎患者一样，她应该住院，输液吃药，把体温降下来。奥尔特说在她这个年龄，病毒性肺炎有可能损害心脏，有时会引起心力衰竭，所以谨慎的做法是住院观察。

奥尔特把这个患者交给实习医生，开始诊治下一位患者，一个纳瓦霍中年男人，也是发烧，喘不上来气。几分钟后，那个实习医生来找奥尔特，把他拉到一边。“不是病毒性肺炎，”他说，“她是阿司匹林中毒。”

即使这件事已经过去了多年，奥尔特在回忆时仍不免叹息。“阿司匹林中毒，非常常见的中毒，”他说，“在整个学医的过程中，老师曾反复灌输这个知识。她的中毒很典型，呼吸急促，血液电解质改变，而我竟然没发现，我太漫不经心了。”

就像有典型的临床疾病一样，也存在着典型的认知错误。奥尔特的误诊就源于这样的典型错误，他运用的启发法被称为“易得性”。希伯来大学的心理学家阿莫斯·特沃斯基和丹尼尔·卡尼曼在20多年前的一篇论文中探讨过这种捷径。卡尼曼因为阐释了某些思维模式如何导致市场中的不理性决策而获得了2002年诺贝尔经济学奖。特沃斯基1996年去世了，不然会和卡尼曼共享这个奖。

“易得性”指的是人们利用容易想到的相关例子来判断某个事件发生的可能性。奥尔特很容易做出临床症状不明显的肺炎的诊断，是因为最近几个星期里他接诊了很多肺炎患者。就像环境一样，临床也存在“生态学”。例如，市中心的医院会有大量酗酒的患者，比如芝加哥的库克郡、奥克兰的高地、曼哈顿的贝尔维尤。那里的实习医生一周会诊治10个哆哆嗦嗦的酒鬼，他们都患有震颤性谵妄，一种酒精戒断引起的身体剧烈颤抖疾病。医生很容易认为第11个抖动的酒鬼也患有震颤性谵妄，因为这种可能性会一下子进入医生的脑海，尽管无法控制的颤抖有很多可能的诊断。震颤性谵妄是基于他最近的经验最容易得到的假设。他熟悉震颤性谵妄，这种“熟悉”把他的思维引上了这个方向。

医学生态学

医学生态学是研究生态环境变化对人体健康和疾病影响的科学，以生态学观点为基础，综合其他学科研究实践，开辟的新领域。

奥尔特的经历可以被称为“扭曲的模式识别”，是由贝格伊所处的背景“生态”造成的。他没有整合所有重要的信息，而是选取了几个症状：发烧、呼吸急促、血液酸碱平衡的改变。他对相矛盾的数据进行合理化处理，比如胸片上没有白色条纹，白细胞数量正常，认为这些数据反映了感染的早期阶段。事实上，这些“不符”本可以让他想到他的假设可能是错误的。这类认知挑选被称为“确认偏误”（confirmation bias），一个人通过有选择地接受或忽视信息，依照特沃斯基和卡尼曼所说的“锚定”，证实了自己期望的事情。

锚定是思维中的捷径，人们不去思考多种可能性，而是很快锁定一种可能性，确信他们把锚扔得正是地方。你查看地图，但大脑欺骗了你（确认偏误），因为你只看到了你期望看到的地标，忽略了能告诉你真实位置的地标。你对地图的误读“证实了”你错误的假设，认为自己已经到达目的地了。结果偏差类似于确认偏误，都会对数据进行有选择的考察。造成前者的原因是希望有好结果，造成后者的原因是期望最初的诊断是正确的（哪怕对患者不利）。

在实习医生做出了正确的诊断后，奥尔特在脑子里回顾了他和布兰奇·贝格伊的对话。他问她是否服过药，包括非处方药，她回答说“一些阿司匹林”。奥尔特把这作为了被锚定的假设进一步的证据，他的假设是贝格伊一开始有感冒症状，现在已经发展成了肺炎。

“我没有追问她，‘一些’是多少。”奥尔特说。事实上，她服用了几十片。

奥尔特曾经对内森·特朗普凯瓦的诊断迟迟不决，他的思考没有被“锚定”，因为他无法评估某种疾病的可能性，也找不到导致胸椎骨折的生物学机制。这使他没有立即接受儿科医生随随便便的保证。然而在布兰奇·贝格伊的病例中，他一下子得出了结论，而且百分之百地确定。

“通过这件事我学会了**暂缓做决策，一定要反复确认，即使在自认为已经找到答案的情况下，也要列出各种可能性。**”这个简单的方法是防止认知错误的最有效策略。

二，病情具有个体差异性

想象你是一名急诊科医生，就像哈里森·奥尔特或帕特·克罗斯凯利一样。大多数时候你不认识来你处就诊的患者，不得不在短暂的接触中快速做出判断，不像实习医生，他们熟悉患者和患者家属，了解他们的性格和行为，了解病情随着时间发生的改变。想象你像平常的晚上一样，在忙碌的急诊室里，分诊护士在半个多小时里分给你 3 位患者。每个患者都诉说了一大堆不舒服。帕特·克罗斯凯利告诉我，在这种时候他感觉自己好像是“棍子上的转盘”，表演杂技的人用棍子转动盘子，不让它们速度慢下来，也不能掉下来。

其实这比转盘子更困难，因为转盘子只需要一种旋转运动，所有盘子的大小和重量都一样。而患者千差万别，你不得不对每个患者采取不同的行动，迅速做出诊断，治疗急症，决定什么样的处置最安全：住院，转到其他医疗机构，或者让患者回家。想一想你要怎么做才能达到诊断、治疗和处置的目标。你必须弄明白每个患者来看急诊的主要原因。虽然这看起来简单明了，但其实不然。患者告诉分诊护士或医生的就医原因可能离真正的病因十万八千里，或者他们只说了最让他们痛苦的症状，但这些症状可能和真正的病因无关。更糟糕的是，他们可能记不住过往病史的关键部分了。如果没有医院的记录表或病历，你就没有办法填补这些空白。医生的时间都很紧，急诊科尤其如此。

医生选择问的问题以及问的方式会影响患者的回答，也会引导医生的思考。如果太快把问题转移到既往病史上，医生可能会扯了很多题外话，但如果花太长时间听患者抱怨各种不舒服，就会忽略其他任务。

我回想起一个来看急诊的老人，他在街上摔了一跤，脚踝开始疼痛。他只想确定自己没有骨折，然后拿些止痛药回家。所有人的注意力都集中在他的脚踝上，没有人思考他为什么会摔跤。过了很长时间以后，我得知他患有贫血症，但没有被发现，所以他很虚弱，才会摔倒。而造成贫血的原因是结肠癌。如果患者记不住既往病史的关键部分，也没有医院的记录表或病历，你就没办法填补这些空白，这会让问题更加复杂。在用药上尤其如此。“我服用治疗心脏的蓝色药片和粉色药片。”一个头晕的患者会这样说，他记不清药的名称和剂量了。你不知道他的恶心、头晕是否和他服用的药物有关。

在确定了患者的主诉后，你必须决定化验哪些血液项目，拍什么X光片。哈里森·奥尔特在图巴城工作了三年后回到高地医院。他跟那里的急诊科实习医生和住院医生强调，除非知道某项检查对假定患有某种疾病的患者有诊断价值，否则不要开这项检查。这样他们可能在评估中权衡检查结果是否有意义。

听起来容易，做起来难。以克罗斯凯利诊治埃文·麦金利为例，麦金利的胸口疼不同于典型的心绞痛。就像克罗斯凯利的同事所说，他已经给麦金利做了额外检查，不只做了心电图，拍了胸片，还检查了心肌酶。克罗斯凯利必须判断每个检查结果是正常、异常，还是有假。实验室技师、拍X光片和做心电图的医生都有可能出错。记得有一次我给患者做心电图时，胸部的导联没有放对，我没有意识到是自己的错误，反而认为患者心脏的电传导通路存在严重问题。他当然没有这样的问题，心电图的结果是人为错误造成的。有些错误不太明显，比如患者没有屏住呼吸就拍了胸片，这样胸片上会显示肺下部有白色条纹，这是肺炎的标志。

对每个患者，你要做出几十个决定，这些决定涉及症状、体检、验血、心电图和X光片等。分诊护士在30分钟里给你分配了3位患者，所以这些决定要乘以3，总共能达到几百个决定，而杂技表演者只是转着几个盘子。用一摞盘子做类比可能更准确，一个摞着一个，重量和大小都不一样。在你转盘子时，除了这些情况之外，还有急诊科的生态，有多少人需要应付，他们拉你的袖子，向你提出要求，干扰你，让你分心。不要忘了，你处在资金有限的管理式医疗时代，所以你必须设定优先级，吝啬地分配资源：如果能从棍子上去掉几个盘子，花费会较少。这意味着减少检查，快点把患者打发回家。

当分诊护士分给你一个以前看过的患者时，你或许会松口气。反复看急诊的患者被称为“常客”。不像新患者只有薄薄一页纸，常客有很多记录表，包含大量过去的病历和检查，事情看起来简单了。当然，有时这些资料也会把事情搞得很复杂。

三，医生不能过度依赖既往经验

玛克欣·卡尔森是一个30出头的单身女性，住在哈利法克斯，职业是办公室秘书。两年前，她的右下腹剧烈疼痛。她告诉主治医生，这种疼痛不同于小时候得阑尾炎时的疼痛，也不同于做完阑尾切除术后的疼痛。医生给她做了检查，但没发现疾病。

过去几个月里，玛克欣·卡尔森有时候便秘，有时候想拉肚子。医生建议她平衡饮食，每天多摄取纤维素，但这对疼痛没有帮助，最后玛克欣被转诊给胃肠病医生。一开始专科医生怀疑她是否有炎性肠胃病，比如溃疡性结肠炎或克罗恩病。但做了各种检查后，医生没有发现任何异常，包括多次验血、X光片、上下消化道内窥镜检查，检查了她的食道、胃、十二指肠和结肠。胃肠病医生证实她患有肠易激综合征，并强调了高纤维素饮食的重要性。精神病医生也对她进行了评估，给她开了抗焦虑药物，缓解有可能加剧肠易激综合征的压力。

右下腹发作剧痛一年后，玛克欣·卡尔森觉得骨盆不舒服。一开始她的主治医生说这是肠易激综合征引起的，但玛克欣坚持说疼的方式不一样，是持久的压迫性疼痛，不是熟悉的那种疼法，疼痛剧烈但很快就过去了。她被转诊给妇科医生，医生给她做了内检，还开了子宫和卵巢的B超。但也没发现任何异常。

玛克欣的骨盆疼痛不断增强，后来又逐渐减弱，最终消失了。在来看急诊的两周前，右腹的疼痛开始变得更加剧烈。当时是8月，她的主治医生不在，所以玛克欣来到医院。急诊科医生拿到了她的两本病历记录，他们给她做了检查，验了血，告诉她没有异常，只是肠易激综合征发作了。

当玛克欣·卡尔森七天里第三次来看急诊时，帕特·克罗斯凯利医生正在急诊科上班。

“分诊护士给我介绍这个病例时直翻白眼，”克罗斯凯利回忆道，“说这个年轻女人没有明显的疾病，她的主治医生、胃肠病医生、妇科医生已经对她进行了全面的检查,做出了功能性诊断。”“功能性”是一种委婉的说法，临床上的意思是身心失调。

“她真是麻烦，”护士对克罗斯凯利说，“总来看病。”

急诊室总是很忙，克罗斯凯利在诊治几个急症患者。后来他走进玛克欣的病房，发现她非常焦虑不安。她痛苦地抱怨说疼痛一直不消。克罗斯凯利问玛克欣那天晚上为什么要来看急诊，结果发现并没有出现新症状。

克罗斯凯利告诉我，当他给她做检查，看到阑尾切除术的刀疤时，他觉得一阵“慰藉”，因为玛克欣是右下腹疼痛。

“我诊断不出她得了什么病。”克罗斯凯利对分诊护士说。他说，他要给玛克欣验血、验尿。分诊护士对此很抗拒。

“为什么要这么做？”护士问，“她已经做过各种检查了。”

克罗斯凯利对我说，他能感觉到显而易见的压力，因为急诊科忙得一塌糊涂，护士需要玛克欣腾床位。克罗斯凯利坚持给玛克欣做检查。大约一个小时后，检查结果出来了，一切正常。

“我让她放心，说看起来就是肠易激综合征发作了，”克罗斯凯利说，“我又强调了一遍合理饮食和压力管理。我还强调有问题随时回来。”从以往的经验中克罗斯凯利知道永远不要阻止患者再来就诊。

“她哭了起来，哭着说没人相信她，没人能查出是什么病，”克罗斯凯利回忆道，“她接着说，疼痛越来越厉害，甚至比一周前严重得多。”

“你怎么可能不被患者的眼泪打动呢？”克罗斯凯利语气夸张地问我。不过他依然让她回家了。没多久，玛克欣·卡尔森被救护车送回了急诊室。“在回家的路上她倒地不起。”克罗斯凯利说。她在出血，处于休克的边缘。她被立即送进手术室，外科医生发现她患有异位妊娠破裂。“三次检查都没查出来，我做的是第三次。”克罗斯凯利对我说。

是的，玛克欣·卡尔森确实患有肠易激综合征，确实有很多医生对她进行过全面检查，可以说差不多查了个遍。为她做诊断让医生们精疲力竭，包括像帕特·克罗斯凯利这样敏锐的医生。在培训中，我们用“查得底掉”来委婉地指代那些被所有能想得到的专科医生检查过的患者，他们做过所有想得到的验血、X 光和其他各种检查，好像没有什么可做了。按哈利法克斯急诊室的说法，医生对玛克欣·卡尔森进行了“从阴到阳，从阳到阴”的所有检查，最后“阴极阳尽”。

“医生对自己说，他没办法让光照进黑暗的地方，而正确的诊断就藏在这片黑暗里，”克罗斯凯利说，“你把所有探索过的路都查看了一遍，似乎每条路都是死胡同，你没有新的方向。”克罗斯凯利把这种认为自己已经查遍了，找不到新方向的错误称为“阴极阳尽”式错误。

急诊科的生态不只包括患者、患者家属和护士，还包括其他医生。奥尔特在高地医院做主治医生的时候，一位受训的住院医生给一个 30 多岁的男人看病，患者说嗓子疼。“这显然是链球菌感染。”住院医生对奥尔特说，不是什么复杂的病。奥尔特感觉住院医生希望快点接诊下一位患者。他询问了一些细节。“他得的是渗出性咽炎，扁桃体已经化脓，淋巴结疼痛。”住院医生说。奥尔特坚持要亲自看看那个患者。住院医生沮丧地叹了口气。

奥尔特查看患者的喉咙，没有看到化脓的迹象。他用手指按压患者脖子的侧面，感觉到了柔软的小淋巴结，但并不敏感。奥尔特更用力地按压淋巴结，患者依然没反应。住院医生已经给他服用了大剂量抗生素，还开了很多抗生素。

奥尔特对住院医生说，患者得的不像是链球菌感染，应该是病毒引起的咽喉痛，滥用抗生素会引起严重的后果。“我们医院感染 MRSA 的患者泛滥。”奥尔特对住院医生说，MRSA 是耐甲氧西林金黄色葡萄球菌的英文首字母缩略词。这种链球菌感染是现代药物的祸害，它是青霉素滥用的直接后果，而且极难根除。“我认为那位住院医生的诊断太主观了，”奥尔特说，“他只想打发走这个患者，用了最省事的办法，给患者贴上‘链球菌感染’的标签，开了一堆抗生素。”

过了一小会儿，又来了一个喉咙痛的患者。“去 23 号房间，开始看这个患者。”奥尔特对住院医生说。奥尔特给一个手臂被刀割伤的患者缝合好后，来到 23 号房间。住院医生简略地说：“他问题不大，也是感染了一种你最喜欢的病毒。”

奥尔特没有止于住院医生的评估。他询问患者时发现患者坐立不安，在检查台上翻来翻去，找不到一个舒服的位置放他的头。奥尔特查看他的嗓子，没有发现异常。这个人呼吸顺畅，没有喘鸣，没有提示有上呼吸道梗阻的哮鸣音。但患者的坐立不安让奥尔特有些担心，患者的体温是 38.3℃。

奥尔特没有立即做出判断，思考了一会儿。

“就像我说的，他得了病毒性咽炎，在高地医院，我们不会给这样的患者开抗生素。”住院医生的语气里带着挖苦的意味。奥尔特没有理会他的语气，用手指按压患者脖子的一侧，这次检查得特别细致，一点一点地按压。按到大概一半时，患者疼得缩了起来。

“给他的脖子做 CT 扫描。”奥尔特对住院医生说。这个年轻医生沉默了一会儿，然后离开去开检查单了。后来，放射科打电话来：患者颈部内有脓肿。“这种感染能要人命，”奥尔特说，“如果不及时输抗生素，脓肿会堵住上呼吸道，引起窒息。”

当时，高地医院的急诊科有 16 名主治医生和 40 名住院医生。大多数医生认真、尽责、坦诚，情绪稳定，但不是所有的医生都是这样。就像奥尔特向我解释的，那位住院医生的行为是对之前因开错了药而受到批评的报复。他“希望”第二个患者得的是病毒性咽炎，这样他就可以刺激奥尔特了，这个愿望导致他没有对患者做充分的检查。这类不全面的诊治和草率的行为有可能造成患者死亡，奥尔特不是那种对住院医生说的每一句话、做的每一件事都会进行复核的主治医生。就像在任何地方一样，生态部分取决于氛围。此时的氛围已经很情绪化了。

大多数人认为医生在急诊室里会很快做决策，但奥尔特说：“这种误解一部分是医生造成的。”为了考虑周详，尤其是在忙乱的情况下，医生应该放慢速度，避免发生认知错误。

“我们喜欢‘做事风风火火’的画面，因为这显得我们能够兵来将挡水来土掩，而且不用费脑子去想。”就像奥尔特所说，他会以“故意的平静态度”来工作，特意放慢思考和行动，目的是不受忙碌的，甚至混乱的环境的干扰或驱策。

四，患者的回答能引导医生远离思维误区

奥尔特还强调，普通患者应该认识到急诊的局限性，对急诊的期望应该现实一些。

“我们是诊断医生，但不是全能的，患者的病可能不在我们的诊断能力范围内。我最不愿意看到的事情就是患者离开急诊室，对别人说‘医生说我什么病都没有’，就像前面提到的内森。为了让我们自己安心，为了让患者安心，我们努力确保的是他们的病不会在接下来的三天里要他们的命。”

对患者和患者家属来说，急诊科医生需要保持“故意的平静”显然很合理。如果医生在诊治患者时总是被其他医生、护士、社会工作者或管理人员干扰，他的思维可能会被引向错误的方向。这就类似于医生匆忙打断患者的话，不让患者把所有的状况和症状讲完，会让患者感到担心。做事风风火火本质上会涉及锚定和易得性。这是急诊科最常发生的两个认知偏误，医生做出正确的诊断，提出有效治疗的建议往往只需要它们就够了，但它们也有可能把医生带入歧途。

所以患者应该问急诊科医生：“最严重的情况是什么？”这不会导致别人认为这个患者神经兮兮或有疑病症。事实上，住院医生都受过这样的训练，考虑到每位患者可能出现的最严重的情况。但在急诊室紧张的环境中，医生很容易把它忘了。通过提出这个问题，患者、患者的朋友或患者家属可以让医生慢下来，帮助他扩展思路。可以促使医生把锚从最近的港口拔起来，还可以督促像那位住院医生一样罕见的医生不要意气用事，采取更

职业的做法。

在帕特·克罗斯凯利的职业生涯中，他在急诊科做过两次令人惊叹的诊断。每一次分诊护士都将中年男患者诊断为肾结石。这是最初的评估。患者的典型症状是：身体侧面突然剧烈疼痛，甚至疼到恶心、呕吐，有血尿。治疗方法是服用止痛药，进行静脉输液，直到石头“走”下去。这种治疗通常很有效。但克罗斯凯利由此想到有必要考虑最糟糕的情况。“我发现那根本不是肾结石，”他对我说，“而是腹主动脉夹层动脉瘤。”这条主动脉是将血液从心脏送入腹部大血管的，它的一侧撕裂了，导致患者剧烈疼痛。血液透过血管渗漏到肾脏，进入尿液。克罗斯凯利告诉我，他根本不觉得自己的诊断很出色，但我觉得很出色。我想象自己不是在和他放松地聊天，而是在急诊室紧张的环境中同时评估四五位患者。

患者帮助医生集中注意力的另一种普遍的方法是问医生：“和我发病部位挨着的是什么部位？”这听起来很基础，但有助于避免“阴极阳尽”的错误。玛克欣·卡尔森本可以对医生说：“是的，我知道自己患有肠易激综合征，已经看过多次急诊了，医生也告诉过我这是慢性病。但疼痛可能是新病引起的，除了那个慢性病，还有哪些部位会出现这个症状呢？”列举下腹部的组织和器官有可能将探讨集中到生殖系统，然后讨论到近期的性生活和迟迟没有来的月经。

期望像布兰奇·贝格伊那样喘不上气来的患者，或像玛克欣·卡尔森那样疼得厉害的患者帮助医生思考似乎有些过分，但是**我们对医生说的话，说话的方式会引导他们思考。这不止包括我们的回答，也包括我们提出的问题。**

避免陷入确认偏误的思维误区，医生需要：

- □ 不把“有时会遇到这种情况”作为第一解释
- □ 时刻考虑“临床生态学”
- □ 对所有的“不符合”要思考到底
- □ 即使认为自己找到答案，也要列出各种可能性

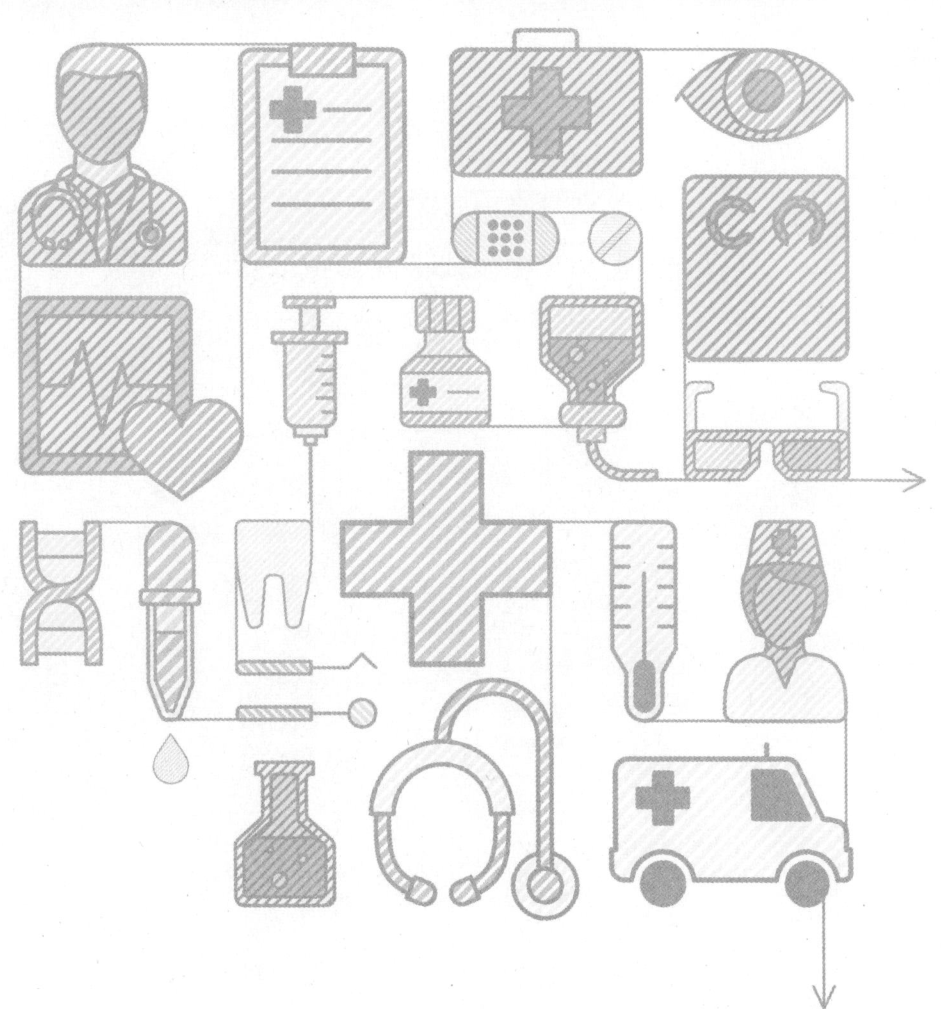

4

医生如何提升初级医疗思维能力

HOW DOCTORS THINK

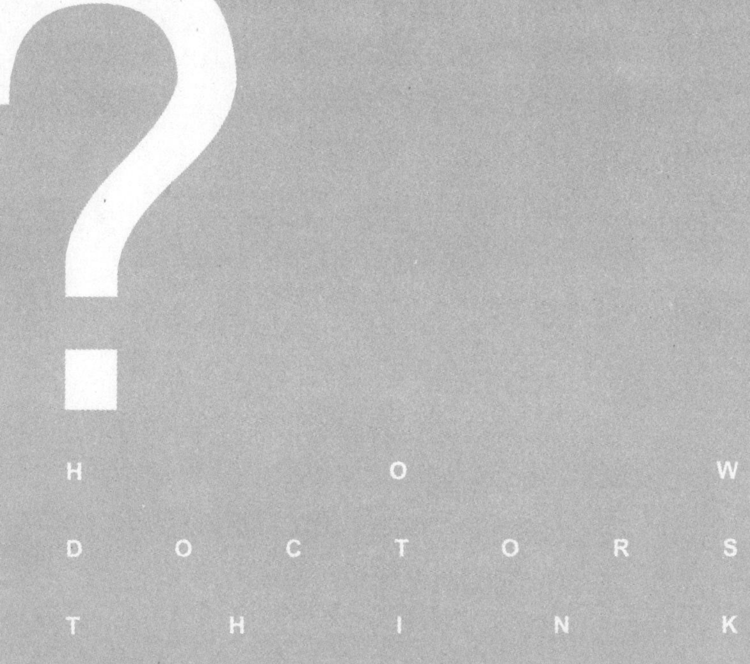

假如你带孩子去医院，医生说孩子可能有特殊疾病，你的态度是：

A 强烈反对，不相信医生的话

B 完全听医生的建议

C 询问医生，孩子最糟糕的诊断会是什么

扫码测一测你是不是对自己负责的患者，
获取全书答案和解析。

不忽视任何可能的生理问题

想象一列火车从面前经过，你在车窗里寻找一个人的脸，车厢一个接一个地过去。如果你走神了，很可能会错过那个人；或者火车的速度很快，车窗里的脸会很模糊，你根本看不清要找的人。

“初级医疗就类似这种情况。”维多利亚·罗杰斯·麦克沃伊对我说。

麦克沃伊是一个高高瘦瘦的女人，50多岁，金色短发，目光坚定。她在波士顿以西的一个镇上做普通儿科医生。

“这比大海捞针还难，因为大海不会到处移动。每天你眼前都会有来来往往的孩子。你要做婴儿例行检查，做入学身体检查，确保每个孩子都按时接种了疫苗。这变成了刻板的程序，你不再用心观察孩子们。脾气暴躁的熊孩子和发烧的孩子多得数不清，总会有病毒感染或得了脓毒性咽喉炎的孩子。他们在我的头脑中都是模糊的。但有一次来看病的孩子得的是脑膜炎。”

“儿科医生的福气同时也是倒霉之处是，几乎所有前来看病的孩子其实挺健康的或者只有一点小毛病。”麦克沃伊说。孩子身体健康当然是医生的福气，但也是医生的不幸，因为千篇一律会让医生变得迟钝。所以每次见到来看病的孩子时，她会问自己一个关键问题，本质上与帕特·克罗斯凯利、哈里森·奥尔特在急诊室里问患者的问题一样：孩子有什么严重的疾病吗？“在孩子一进入房间时，儿科医生就应该思考这个问题了。”因为很多患者是婴儿和学步儿，他们不会表达自己的感觉，“所以你的观察力必须非常敏锐。”

医生基本上从父母那里获得全部信息，这意味着医生必须思考父母对孩子的熟悉程度，还要考虑到他们对诊断的潜意识反应或情绪反应。这类反应可能很极端：有些父母不愿否认孩子患有严重疾病，有些父母因为焦虑会夸大正常的方面。

一些父母对医生说他们的孩子嗜睡，不吃东西，这些信息会让医生很担心，但瞥一眼孩子，会看到他们正开心地在检查台上玩，咧着嘴笑。“父母的话完全是夸大其词，孩子其实病得不严重。”有些父母会说出他们的推论，比如有个妈妈说她的宝宝摸起来有点热，其他都还好。麦克沃伊吃惊地看到孩子呼吸急促，软软地躺在妈妈怀里。孩子得了肺炎。

就像所有的儿科医生一样，麦克沃伊会寻找一些重要的信息：孩子是否笑，是否玩玩具，是否活泼地走来走去或爬来爬去，是否很被动，当听诊器这样奇怪的工具放在孩子胸口时，他们是否抗拒。

在儿科，模式识别始于行为。儿科医生的技巧在于一边观察孩子，一边分析父母的描述。这种数据的融合从书本上学不到，因为它需要医生意识到自己对孩子家人的感受。虽然第一印象往往是正确的，但医生必须小心，始终质疑自己的第一反应。不认真听父母说的话和太把他们说的当真都是愚蠢的，需要根据孩子的情况“改造”他们的话。

我对麦克沃伊讲了我的大儿子史蒂文的故事。

帕姆和我从加州搬回东海岸。那天是 7 月 4 日，一个周末，我们在康涅狄格州停留，看望她的父母。当时史蒂文 9 个月大，在跨国飞行中他烦躁易怒，也不好好吃饭。抵达帕姆父母家时，他在婴儿床里躁动不安，拉的粑粑又黑又臭，跟平时的不一样。我们带他去看镇上一个年长的儿科医生，医生看了看史蒂文，很快打消了帕姆的担忧。“第一次当妈妈吧，你太焦虑了，”儿科医生对她说，“因为你们俩都是医生，所以难免这样。”当我们抵达波士顿时，史蒂文发出低沉的“咕噜”声，把腿拽向胸前。我们赶紧带他去波士顿儿童医院看急诊。他得了肠梗阻，需要立即手术。帕姆和我的结论是，虽然康涅狄格州那位儿科医生有多年执业经验，但他仓促做出判断：帕姆是个新手妈妈，有点神经质，她所描述的孩子行为和情况的改变并不可靠。

我问同样执业几十年的麦克沃伊：“你如何保持敏锐的观察力？”

“在每次看病之前，我会让自己的头脑做好准备。”她答道，就像在竞争激烈的网球比赛之前，她会让自己的头脑做好准备一样。1968 年，麦克沃伊上大学，她的网球成绩在美国排名第三，参加过温布尔登网球锦标赛。作为一名运动员，她学会了专心致志，预期意想不到的旋转球，避免因为技术娴熟而陷入自满。除了从运动中学会的技能之外，医生还必须控制数量，她说：“大多数儿科医生每天看太多生病的孩子，所以变得浮于表面。”

从事目前的工作之前，麦克沃伊曾在波士顿市郊一所繁忙的联合执业诊所就职。那时她有四个孩子，每天还要接待几十个病患儿和他们的父母。“真正让我受不了的是夜间呼叫。”她说。每二三十分钟就会被传呼一次，一直持续到第二天早晨。如果听出来孩子病情严重，无论几点，麦克沃伊会返回办公室给孩子看病。“这样工作了几年后，我心力交瘁，没法再坚持了。”麦克沃伊发现自己变得暴躁易怒，充满怨恨。“这样的时间表让我精疲力竭，有时我会对家长说出粗暴尖刻的话，事后又感到懊悔，”她告诉我说，“给孩子们看病不再有趣，更令人担心的是，这样的工作损害了我的思考。我会不假思索地认定打来电话的父母小题大做。我真是太累了。”

数据有效，决策合理

严酷的工作，睡眠被剥夺，麦克沃伊的故事让我想起了自己实习和做住院医生那段最糟糕的日子。有时候我已经精疲力竭了，但周围的患者和护士依然会提出各种需求，我只想挡开他们。我发现自己会无意识地降低症状的严重性，或想当然地认为异常的实验室结果是人为现象，而不是严重疾病的迹象。“传呼机一响，我就生气，”麦克沃伊说，“最危险的是你不再关心患者。每天每夜的目标只是把所有患者看完，而不是用心地治疗需要治疗的人，让不需要治疗的人放宽心。”

后来，麦克沃伊离开了那家诊所。全职儿科医生一天会给 20 ~ 30 个孩子看病。现在她顶住缩短看病时间和多看患者的压力，限制每天接诊患者的数量。很多提供初级医疗的医生会这样做，因为不这样做的话，他们就没办法好好给患者看病了。有些医生会因此减少收入。有些医生采取了所谓的“守门人制度”，收取保险可报销的额外费用，限制看患者数。还有些医生转入管理岗位，看的患者减少了，但收入不减。

麦克沃伊选择了最后一条路。她的联合执业诊所和联盟医疗（Partners Healthcare）、麻省总医院有关系，这在很大程度上解决了没完没了的夜间呼叫的问题，因为联盟医疗聘请了有经验的儿科护士在夜间接听电话。这些护士为患病孩子的父母提供建议，但如果父母坚持要直接和医生通话，护士会呼叫医生。“这是保持医生头脑清醒的唯一方法，”麦克沃伊说，“医生的诊治会好得多，因为他们保留了精力。”

麦克沃伊用半天的时间指导临床治疗，看大约12个病儿，剩下的时间主要处理治疗后的事务：填写表格，记录病历，查看记录，准备转诊信，还有最费劲的事情，就一些昂贵的检查和保险公司讨价还价，比如磁共振成像。最近麦克沃伊在哈佛医学院校友报发表了一篇文章，文章受到了广泛关注。文章标题是《难以置信》，她提出，要做好当今的初级医疗提供者必须有漫画书上大英雄的超人能力：

> ……钢铁战士的说明书！比子弹还快，而且面面俱到。文书工作？尽管拿来……我们披上战袍，准备冲入下一个人类苦难的散兵坑，我们只暂停一下查看日程表，确保效率达标。黑莓机、手机、电子医疗记录、专科医生的报告、实验室检查结果、患者的电话、转诊、放射科的要求、寻呼机、掌上处方一览表、患者满意度调查、保险公司的推荐药物表、健康维护组织的质量报告卡，我们样样玩得转。患者吓得发抖，充满期待地等着我们，我们马不停蹄……对我们超人般的要求要么把我们变成了目光坚定的战士，要么把我们变成了几乎崩溃、胡言乱语、穿着白大褂的一摊烂泥。现在我们实行分诊医疗——把历史悠久的床边角色交给了院派医生，减少和患者见面的时间，撤退到管理岗位，给我们的名字后面加上“工商管理硕士”“先生”或“公共卫生学硕士”，掩护我们离开一线……

唉，大多数医生在选择从事初级医疗时，不会想到“做个看门人”或“限制患者进入”。“坦率地说，现在真正支撑我的是和这些家庭的关系。”麦克沃伊说。麦克沃伊的服务对象很多是移民家庭。她的诊所所在的镇有很多说汉语和波斯语的居民。“判断孩子的语言发展情况对儿科医生来说是一个大挑战，”麦克沃伊说，“遇到非英语家庭，就更困难了。”从父母那里获取孩子重要发展阶段的准确信息通常相当难。麦克沃伊说：“这件事同样有两个极端：有些家长简直歇斯底里，唯恐他们的孩子发展得不够快，担心这是自闭症的早期迹象；有些家长自欺欺人，粉饰孩子的问题，因为他们太害怕他们的孩子不够聪明。”

在如今的文化中，父母恨不得自己的孩子从学步时期就开始培养成功所需的技能，如果孩子偏离了成功的道路，就会非常焦虑。这种倾向不再限于中产阶级或上层阶级，教育被广泛认为是在社会中进步的道路，孩子的科学和技术能力尤其受重视。

最近，因为一开始只从表面上听了亚兹丹夫妇的描述，麦克沃伊被搞得有些恼火。亚兹丹一家是在家说波斯语的伊朗家庭。他们的女儿阿扎尔1岁多，一头卷发。当我和她打招呼时，她把大大的棕色眼睛转向了别处，在看病过程中她一句话都不说。当麦克沃伊和亚兹丹太太探讨这些观察时，她说：“哦，是的，不过阿扎尔在家说得挺多。”后来麦克沃伊又观察到阿扎尔不说话。这次她更深入地研究这个问题，联系了学校，发现阿扎尔同样不说话，也没人跟她说话。老师认为可能是因为语言的差异，使得阿扎尔不能用英语很好地交流。而麦克沃伊说：“这个小姑娘有自闭症。”但诊断被证实几乎用了一年时间。“之所以这么长时间才确诊是因为儿科医生给每个孩子看病的时间非常有限，你会误以为她只是一个腼腆的孩子，而且你不会说她的语言。”她说。

麦克沃伊边想边说，她想延迟诊断是否反映了医生想避免仓促做出判断的愿望。“你最不愿做的事就是在父母心里种上怀疑的种子，”她说，“想到自己的孩子可能不正常会让孩子的父母很受打击。在各个年龄段，正常的范围是相当宽泛的。”麦克沃伊继续说，妈妈或爸爸会立即想到自己的孩子可能要读特殊学校，再也没有机会上好大学了。

“这是儿科医生面临的最大考验之一，”麦克沃伊说，“如何平衡造成不必要的恐慌和忽视可能的严重发展问题之间的关系。”有经验的儿科医生必须巧妙地处理这种情况，麦克沃伊说，既给予重视，进行更多的观察或检查，又不会造成父母不必要的紧张。她的做法是细心地跟父母解释，比如一些孩子可能不像其他孩子一样早早开始阅读，但并不代表孩子不聪明；有些孩子比较害羞，有些孩子喜欢与人交往；有些孩子会对陌生人微笑，有些孩子比较谨慎。“一开始我会告诉父母们正常的范围很宽，并且强调一切可能最后都会没事，”尽管做了小心谨慎的介绍，“依然有家长会带着 18 个月大的孩子看五位不同的专家，询问自己的孩子是不是说话太少。”麦克沃伊说。养育过孩子的父母通常比较放松，他们会说：“没事，她是一个晚说话的宝宝。”

“常常会出现‘射杀报信者’的情况。”麦克沃伊说。即使小心翼翼地和父母谈到孩子发展障碍的问题，也要做好父母反应强烈的准备，有时父母们会很愤怒。“这家人会离我而去，”她说，“他们不想听到他们的孩子可能患有自闭症或存在其他严重问题。”

此外，麦克沃伊对给孩子贴标签很慎重，因为一旦贴上标签，“孩子就好像永远改变了”。她说：“提出可能并不存在的严重问题是近乎残忍的行为。”为此她一开始不会提出具体的诊断，相反她会说：“我不确定，你们的孩子可能就是这样发展的，他会很快赶上其他孩子。让我们把下一次看病的时间安排得近些，这样我可以再观察观察他。”判断下次什么时候来是一种主观判断。“你不想患者来得太快，因为这就像观察小草的生长，”她说，“所以你会希望在两三个月后再见那个孩子，而不是六个月后。”然后再评估他的语言和人际互动。时间安排也可以给父母们一个暗示，那就是医生觉得情况并不是很紧急。

心理正常如果被狭义化了，那么评估发展里程碑的过程就会变得复杂：闷闷不乐会被说成抑郁，害羞会被说成社交障碍，追求精确会被说成强迫症。“如今可以给孩子下的诊断很多，”她说，“但所有的人类行为是连续的。”所以她不会跟父母们提到精神问题，除非她有机会能亲自好好地观察孩子，绕开父母的过度担忧和矢口否认。“精神病的标签很吓人，”麦克沃伊说，“所以我尽量把父母们的注意力从那个标签上引开，告诉他们关键在于采取积极的方法，找到最适合孩子的学习方式和社会环境。”

麦克沃伊的方式让我想到了几年前认识的简·霍姆斯–伯恩斯坦，她是波士顿儿童医院的神经心理科医生。霍姆斯–伯恩斯坦强调，正常或异常与行为的背景高度相关。她尽量避免把孩子的状况归入现成的疾病类别中，而是通过认知测试和游戏设法描述她收集和评估信息的方式。霍姆斯–伯恩斯坦设计了一份关于儿童在不同环境中功能状态的简要描述。然后她会提出克服特定障碍的建议，无论是孩子理解书面文本有困难，难以组织语言，还是无法控制情绪或存在反社会行为。

当然，有些孩子确实得了心理综合征。目前很难把这些孩子转诊给儿童精神病医生做评估，这让麦克沃伊很不满。排队等着看儿童精神病医生的人非常多，医生的工作被缩减为简要的评估和开精神类药物，因为保险公司很少报销精神治疗的费用。

把握工作节奏，避免认知错误

很多初级护理医生和他们的诊所处于狂乱的状态。保险公司对初级护理医生的报销严重不足，这是历史遗留问题。过去，外科医生主导医学界，他们和保险公司商谈出应该报销的“惯常”服务。专科医生执行一些操作，比如支气管镜检查或外科手术，保险公司会报销很大一部分费用。但如果儿科医生、其他初级医疗提供者、全科医生或内科医生花 1 小时分析复杂症状，试图得出诊断，或者思考疾病或治疗会给患者带来什么情绪影响，保险公司很少会为这些服务买单。

麦克沃伊说，为此很多全科儿科医生“觉得他们在爬一座沙山”。最新的研究显示，在过去 10 年里，如果把通货膨胀因素考虑进来的话，儿科医生等医生的收入是下降的。很多医生不得不把看病时间缩短到 10 ~ 15 分钟，增加就诊患者的数量。这种加速会助长像克罗斯凯利和奥尔特担心急诊科医生因为太忙碌而容易犯的错误。匆忙不仅会增加认知错误，而且会妨碍对一些最基本的治疗信息进行的沟通。某项研究调查了 45 位医生，他们要医治 909 名患者。研究发现，2/3 的医生没有告诉患者某种新药应该服用多长时间，或者它有什么副作用；几乎一半医生没有明确用药的剂量和服用方法。

有时狂乱的节奏让医生无法招架，使他们疏远了患者和患者家属。我在达拉斯郊区的一些朋友曾经很崇拜他们的儿科医生，后来他们渐渐发现她看病时不是很专注。“她同时兼顾四个诊室。”一位母亲对我说，医生和护士在四个诊室之间来回穿梭。我朋友的孩子看病时常常会被护士打断，她来问医生关于另一个孩子的问题。一天晚上，在一年一次的体检之后，那位儿科医生给我的朋友打电话。“她非常抱歉地告诉我们，她只注射了生理盐水，忘了加疫苗。”我的朋友第二天又带着孩子去接种，他们决定换医生，“我们真的很喜欢她，但她太忙了，太容易分心，我们担心她会遗漏非常重要的事情”。

我和妻子找来找去，终于找到一位儿科医生，他尽管很忙，但在看病时至少能专注于孩子。我们初次见到他是在一个橄榄球场边，我们的孩子都在场上比赛。就像很多儿科医生一样，他热情开朗。我们向同行询问他们对他的看法，每个人都说他很有能力。帕姆又问了一些不是医生的妈妈，同样听到赞美之词。他的等候室通常有很多人，但他的秘书和护士能够叫出每个孩子的名字。有时我们要在等候室里等一会儿，但我们知道，他之所以晚了，是因为另一家人需要的时间比约定的时间长了。在思考我们的问题时，他常常会把自己的思考说出来，提出我们没有考虑到的问题。他不会一边在电脑上做记录，一边和我们交谈。他看着我们的眼睛，而不是盯着表。

几年前，我的一位患者的妈妈说：“我希望你一心一意给我儿子看病，就像诊所里只有他一位患者。”一开始这个看似自私的要求让我大吃一惊，但后来我意识到她的意思是：当我们在一起时，我的心思应该都在她儿子的病上。这意味着我要管理我的时间，以便倾听她儿子的问题并进行认真的思考。这也促使我建议这个患者在来看病之前把问题列出来。一天，在解答完他的清单上的问题后，他顺便提到他的腹股沟感到刺痛。他继续说，这可能没什么问题，因为他刚刚重新摆放了公寓里的家具，可能伤着肌肉了。我还是决定给他检查一下，结果发现了一个又大又硬的淋巴结，这说明他的淋巴瘤又长出来了。

就像算法、清单很有用，在某些情况下能提高效率，但同样它们也会造成风险，医生可能不再提出开放式的问题。洛特尔和霍尔的研究显示，开放式的问题能够得到最多的信息。此外，就像麦克沃伊治疗发展障碍的方式，或者我治疗那个患淋巴瘤的患者的方式，我们常常会让自己想到最坏的情况。在儿科，父母事先会问自己：我最怕孩子得什么病？这个问题和我们之前提出的那个问题不谋而合：最糟糕的诊断会是什么？这种担忧会使父母或患者不愿承认它，因此儿科医生应该在适当时机让这种担忧浮出水面，通过交谈引导出来。

好医生懂得如何管理时间。在20分钟的看病时间里，医生应该用清晰易懂的语言向患者和患者的亲朋好友准确地定义和解释简单明了的症状。患者家属离开时应该觉得获得了相应的信息和知识，感到很满意。复杂的问题无法在短时间里得到解决。有洞察力的医生知道何时需要更多的时间提问题和解释他的想法。在这样的情况下，医生需要延长看病时间，或者尽早安排下次可行的看病时间。如果时间实在紧迫，医生不可能进行审慎全面的思考和清晰的沟通。尽管管理医疗中对时间的限制和对所谓效率的追求造成了很大压力，但医生和患者依然应该放慢节奏。找到正确的解决方案需要花时间，匆匆忙忙行动会造成认知错误。

全面考虑患者背景，会沟通是门技术活

朱迪·安·毕格比医生也是一位“守门人”。我们在大约30年前相识，当时她是一名学生，我是住院医生。她现在是一名内科医生，波士顿布里格姆妇女医院社区健康项目和卓越女性健康中心的主任。她一部分时间用来诊治病患，一部分时间用来管理医院的项目，这个项目的目的是改善服务匮乏社区的医疗，主要针对的是非裔和拉丁裔女性。

实习和住院医生的培训结束后，毕格比获得了普通内科医学的研究员基金，在此期间她接受了临床决策方面的教学指导。“我们学习如何做到有判断力，尤其是在考虑不同的检查和操作时如何运用贝叶斯分析。”课程的目的是教年轻的医生们如何有效利用资源，比如先进的成像技术，如何根据最初的发现一步步做出诊断。毕格比没有学习不同的认知模式和医生会犯的各种认知错误。我疑惑她在日常临床实践中运用了多少这些理论基础。“我不会时时运用贝叶斯分析，”她告诉我，“但有时会用它来向患者解释我为什么认为他们想做的某种检查没有必要。我在头脑中分析出概率，然后把它们翻译成患者能理解的语言。”

在我们交谈那天，毕格比看了她的一个长期“患者”，一位健康的中年白人男性。他想在一年一度的常规体检中增加运动测试。“基于这项测试对心脏病的预测功能，我们探讨了它能给他增加什么价值，”她说，“他听懂了，知道这项测试对他来说价值不大。”她又回想起另外一位患者，一个 80 多岁的非裔美国老妇人，她患有冠心病和肾衰竭，在过去的几十年里，做过无数次检查结果为阴性的乳房 X 光。毕格比用概率向她解释没有必要再做一次乳房 X 光造影，因为再次检查发现异常的可能性非常小。她告诉患者，即使发现了肿瘤，肿瘤也需要很长时间发展，不可能对她造成威胁。

毕格比身材小巧，圆脸，目光机敏，声音轻快悦耳，常常爆发出笑声。她在长岛的亨普斯特德长大。毕格比说小时候她家是社区中最早的非裔美国家庭，她高中毕业时，学校里 80% 以上的学生是黑人。她爸爸在美联航做机修工，妈妈是家庭主妇，后来取得了高中同等学历。尽管毕格比只把 1/3 的时间用于指导临床医疗，但她并没有免于初级护理医生所承受的压力。

“我们被要求 15 分钟接诊一位患者，”她告诉我，“我可能没有达到目标数字，主要是因为我放慢了速度，我没办法做到 15 分钟就看一个患者。”对于很多患者的问题，她需要较长时间去思考，为了不让患者等待，她会调整时间安排以适应这种看病方式。“我必须给每个患者的看病时间留出余地。”她说。我问医院的管理层是否因为这种“余地”而斥责过她。保险公司当然不会为此报销费用，善于算计的人会认为这样做没效率。她大笑起来，说：“没有。我想如果我是一名全职临床医生，有人可能会批评我，但我现在达到的职业高度允许我按我的意愿来做。”

“很多初级医疗需要让人们意识到并改变某些行为。”她说，比如抽烟、过量饮食、不锻炼，还有定期做乳房 X 光片。毕格比会思考如何根据患者特定的社会背景改善他们的健康行为。

例如，在我们谈话的两周前，一个名叫格洛丽亚·曼宁的 74 岁非裔女性住进了医院。曼宁患有糖尿病、高血压、冠心病和晚期类风湿性关节炎。她在门诊看过风湿科医生，她告诉医生她的脚踝越来越疼，肿胀也加重了。她服用过几种治疗关节炎的药物，包括甲氨蝶呤和硫酸羟氯喹片。风湿科医生决定给她开一种治疗自身免疫性疾病的新抗体类克（一种抗风湿药），它可以阻断肿瘤坏死因子（TNF，一种炎性蛋白质）。当毕格比给曼宁做检查时，曼宁体重已经增加了 9 千克，非常疲惫，喘不上气来。毕格比对我说：“她显然已经心力衰竭，体重增加是身体中滞留的水造成的。”毕格比怀疑服用类克会让曼宁的情况更糟糕。

几年前，曼宁因为血压控制得不好和心绞痛发作而住进布里格姆妇女医院。毕格比说：“当时她被认为是个不听话的患者。”“不听话”这个词对医生和患者都意味颇多。医生不喜欢不遵医嘱的患者。在住院期间，确定最佳药物剂量并不容易，这些药物的作用包括控制血压，促进粥样硬化的心脏动脉中的血液流通，把血糖控制在可接受的范围内，然后让患者出院，嘱咐患者遵循一套服药和生活规则，以保持住院期间取得的进步。如果患者出院后不理会医生的饮食嘱咐，不按时吃药，那就像唐纳德·雷德梅尔所说，医生会很反感，很生气。毕格比继续说：“她又被其他医生训斥没有按要求服药，这就是为什么她会再次住院。”

正是这次住院，毕格比见到了曼宁，认识到了被其他医生忽视的问题。“对于她这个年龄，一个来自密西西比州的非裔妇女，你必须考虑到她很可能没上过学，不会读写。曼宁没按要求服药的原因不是因为她不听话，而是因为她看不懂药瓶上的标签。”所以在曼宁出院和安排门诊计划时，毕格比要求她一定让她的女儿到场。毕格比说：“我昨天在门诊刚刚见过她，她已经减重了 3 千克多，这非常好，因为患者出院后体内常常会滞留液体，使体重增加。一切状态良好，这次她的女儿确保她一直正确服药。”

毕格比想把这种对社会背景的思考传递给布里格姆妇女医院的实习医生和住院医生。布里格姆妇女医院是美国一流的学术中心之一，在心脏病学和外科手术等领域具有最前沿的技术。当学生和住院医生时，我在类似的机构中接受过培训，但主治医生从来没有教我们要思考患者的社会背景。当一个老年患者不遵医嘱时，你会好心地想这是不是痴呆症或抑郁症的早期迹象，而不会想到这说明了 20 世纪 30 年代密西西比乡村黑人女性的低下地位。

就像所有有几十年执业经验的临床医生一样，毕格比曾诊断出其他医生未能诊断出来的疾病，一下子逆转了患者的命运。她回想起康丝坦斯·加德纳的病例。加德纳太太咳嗽了很长时间，去看急诊，医生给她开了胸片。急诊科医生告诉她，她得了转移性肿瘤，因为她的肺里有多个团块。毕格比说："第二天我见到了她。"听了她的讲述，给她做完检查后，毕格比查看了那张胸片。"我认为那不是转移性肿瘤，"她对加德纳太太说，"像是一种罕见的叫肉芽肿性血管炎的自身免疫性疾病。"这种病会引起肺和呼吸系统其他部位出现炎性肿块。毕格比说："这没什么了不起，只不过是思考时跳出最直接的可能性局限，得出完全不同的诊断。"

同样，有的患者不再找毕格比看病。哈里特·韦斯特是一个非裔老妇人，毕格比给她看过几年病，她觉得和韦斯特的关系不错。韦斯特长期患有高血压，还有心脏病，因为喘不上气来到布里格姆妇女医院看急诊。毕格比说："她心力衰竭。"因为心脏不能有效地泵血，液体倒流到肺里。哈里特·韦斯特没有感染的迹象，不发烧，白细胞数也没有增加。毕格比说："但有医生决定进行血培养。"这样做是为了排除系统感染，尤其是一种叫心内膜炎的感染，它会影响心脏瓣膜功能，导致心力衰竭。

这个检查不仅没必要，而且引发了一系列事件，导致韦斯特不再找毕格比看病。"三个血液标本中的一个培养出了表皮葡萄球菌。"毕格比说。这种细菌主要存在于皮肤上，在一个标本中发现它通常没意义。"本着充分披露的精神，住院医生对韦斯特太太说：'哦，你的一个血液标本培养出了这种细菌，但不用担心。它只是被污染了。'"韦斯特在医院治好了心力衰竭后，回到门诊复查，非常激动。"我想知道我的病历上是怎么写的。"她问，语气和态度的改变让毕格比很吃惊。"在交谈了很多，翻来覆去地说了很多之后，我依然没搞明白问题出在哪儿，"毕格比说，"她记不清住院医生具体是怎么说的了，但最后我意识到她认为住院医生告诉她，她的血是'坏血'。"

在很早以前，尤其在韦斯特太太成长的南方，"坏血"是梅毒的委婉说法。韦斯特相信那个住院医生说的就是这种病，认为自己受到了极大的侮辱。“我结婚 40 多年了，现在是个寡妇，我是一个虔诚的基督徒，怎么能这么说我呢？”韦斯特对毕格比说。她要求把“坏血”从她的病历上划掉。“我向她解释，在这个背景下‘污染’是什么意思。住院医生采血的时候，不小心污染了它。”但这没有让韦斯特感到宽慰。后来她断定是急诊室的住院医生把污染的针插进了她的血管，“玷污”了她。

毕格比说：“这是我在沟通中遇到的最大分歧，好像我们俩在说完全不同的语言。那是我最后一次见到她。”现在在教年轻医生时，毕格比会讲到这个病例。她告诉我：“具有讽刺意味的是，对她来说，血培养并不是必需的，习俗害得她受到了莫大的侮辱。”

毕格比很熟悉黛布拉·洛特尔和朱迪思·霍尔关于医患沟通的研究，她强调说，尽管对像韦斯特这样的患者来说，医生对语言敏感特别重要，但其实对每个患者都应该考虑到这一点。对初级护理医生来说，这是一个挑战，因为他们处理的很多问题是医学上的常规问题。毕格比说：“我曾诊治的一位女性患者膝盖疼。”X 光显示退行性病变，随着年龄的增长，这是很常见的。“我给她打电话，告诉她她得的是骨关节炎。我正准备打下一个电话，但我意识到她吓坏了。在我看来，这没什么大不了，我实事求是地陈述了 X 光片的发现。但对她来说，关节炎意味着剧烈的疼痛，以后则会一瘸一拐的。”

像麦克沃伊那样的儿科医生知道如何就发展障碍或心理障碍的可能性跟父母沟通，而像毕格比这样的内科医生在说坏消息时，比如患者得了癌症，会注意遣词用句。但麦克沃伊和毕格比都强调，无比忙碌的初级护理医生一定要留心，一些对医生来说稀松平常的事情对患者来说可能是悲剧性的。

治“病人”而非治“病”

几年前，我在塔夫茨新英格兰医学中心的大查房中讲话时，科室主任迪卜·萨勒姆医生提出了一个难以回答的问题。我刚探讨了行医中同情和沟通的重要性，萨勒姆问：每个医院都有一些对患者说话时充满关怀和同情的初级护理医生，他们的老患者很喜欢他们，但他们的临床业务能力不强，患者怎么能知道？

萨勒姆的话引起了我的共鸣。在比肯山开诊所的有些医生就是这样的，他们只让患者到麻省总医院菲利普斯楼住院。20世纪70年代，我在那里当住院医生。那里的医生有些人技艺高超，有几个勉强算合格。但是，他们的患者很爱他们。住院医生的任务就是堵这些勉强合格的医生的漏洞。“就像医生必须注意自己对患者疾病的第一印象一样，患者也必须小心自己对医生的第一印象。”我说，尤其在选择管理你的医疗或管理你孩子的医疗的医生时。所幸的是，和我受医学培训的时代相比，现在几乎没有学生会因为社会地位高和家庭关系就被收入医学院。美国在专业培养方面采取了择优录取制。医学院的入学委员会不再接受出身名门但成绩差的学生。我对萨勒姆说，患者应该向朋友、其他医生和护士询问医生的临床水平，而不只是了解他的性格。通过互联网或当地医疗委员会可以查到医生的文凭和证书。最终我意识到萨勒姆的问题不是简单几句就可以回答的，我希望这本书能提供解答。

毕格比医生感受过患者良好第一印象的反面。“我是一个黑人女性，有时候患者来了看我一眼，然后就走出等候室。”她说。毕格比指导过很多住院医生，对非裔或拉丁裔的医生有一条特殊的教导。“我告诉他们一定要始终穿着白大褂，佩戴着胸牌，让听诊器露出口袋，”她说，“尽管如此，有时依然有人问他们是不是来取餐盘的。人们的注意力在你是黑人上，而不在表明你是医生的白大褂上。”

毕格比和几位杰出的医生在周末应答医院的呼叫，她同样遇到过患者用怀疑的眼光看着她。周日的早晨，当她走进诊室时，患者毫不掩饰地显露出对她的文凭的怀疑。“韦尔斯利学院，哈佛医学院，麻省总医院。”她复述着她的文凭。尽管医学领域的女性和少数族裔的人数增加了很多——全国各地女医生的人数超过了 50%，但社会偏见依然存在。毕格比认为这种偏见对她的行医造成了影响。虽然住院医生的经历已经过去了大约 30 年，但她依然觉得必须证明自己，必须努力做到毫无过失，因为有人依然认为她之所以能得到这么高的职位，是因为平权运动。

“我……我……”她的声音一时颤抖了，“我觉得必须把每件事都做得更好，才能得到‘还行’的评价。我希望我可以对此释怀，我希望这种情况消失。”

1997 年，埃里克·卡塞尔（Eric J. Cassell）医生写了一本见解深刻、颇具启发性的书：《医事：初级医疗的本质》（*Doctoring: The Nature of Primary Care Medicine*）。卡塞尔是纽约康奈尔大学威尔医学院的内科临床教授，在曼哈顿有一间生意兴隆的诊所。20 世纪 90 年代，对医生的培养开始变快，因为保险公司、健康维护组织和医院里的管理者逐渐获得了控制权。卡塞尔认为，这些组织提出的很多指导方针旨在促进成本控制，而不是对患者最有利。“从这个角度看……医生本身可以被视为市场中可互换的商品。”

卡塞尔的那句话让我想到了一位有名的学术型医生兼科学家的言论：“任何人都可以照顾患者。”他的傲慢，就像大多数人的傲慢一样，是狭隘和无知的产物。大学医院和医学院非常推崇研究，因为研究能吸引医学期刊的注意，能吸引拨款。设计并强化很多医疗限制（比如看病时间规定为15分钟）的生意人也存在类似的傲慢和无知。“对初级医疗存在着一个普遍的错误看法，认为它是入门水平的医疗……因此，就是基础医疗，主要治疗的是普通感冒和想象出来的疾病。这个观念是错误的……”卡塞尔写道。挑战不仅在于辨认出严重的疾病，而且在于常常无法判定某种病严重与否。“然而，众所周知，清楚自己知识的局限性需要复杂的知识……从培训医生和行医所需的知识基础来看，在专业培训的级别上爬得越高，医疗问题就会变得越不复杂。”

卡塞尔承认，这个结论与通常的结论相反。“我们不应该把高度技术性的、复杂的医学知识和多面的、复杂的、人情世故的知识相混淆，前者是关于特殊疾病、治疗（例如复杂的化疗）或技术的实用性知识，后者是我们期望好医生具备的知识。”此外，“照此推理，治疗范围最窄的分科专家也应该能提供这种范围的医疗服务。就像对初级医疗的其他错误看法一样，这个天真的想法源自‘医生治疗的是疾病’的理念。这个理念继续延伸就是，疾病构成了一个由简到难的等级。专家医治的是困难的疾病，所以简单的疾病对他们来说治疗起来十分简单。错！医生诊治的是人，有些人患有疾病，每个人都存在某种问题。习惯做复杂事情的人常常会把简单的事情复杂化，例如明明不用做检查，却给患者开了检查或X光片，因此小病大治，却忽视了其他真正严重的问题的线索。”

最近提出的患者模板是组织临床信息的一种方法，这样可以避免数据被忽视。就像临床算法一样，这些模板是基于患有典型疾病的典型患者的。医生需要做的就是把所有空格填上。他输入患者的既往病史、体检结果、实验室检查结果和建议的治疗方法。

不久之前，我的一位邻居给我讲了她去看内科医生的经历。这位医生在波士顿一家医院的一所大型诊室工作。我认识这位医生，他向我讲述了诊室管理者最近如何指导他把 30 分钟的复诊时间缩短为 15 分钟，把 60 分钟的初诊时间缩短为 40 分钟。当这位医生提出抗议时，管理者对他说电子解决方案能实现这一切：他的电脑屏幕上会有一个模板。在与患者交谈时，他把所有的交谈内容填到表格里。管理者补充说，这不仅有助于节省时间，还有助于增加他的收入，因为根据他在模板上记录的病史、体检结果和治疗建议，结算处向保险公司提交发票会变得更容易。

我的邻居告诉我："我很喜欢那位医生。这些年来，他第一次坐在办公桌前，一只眼盯着表，一只眼盯着计算机屏幕，偶尔把头转过来看看我。"

电子技术有助于将大量临床信息组织起来，方便查看，但以这种提高"效率"的方式使用时，它也会在病患之间造成裂痕。它还有可能导致更多的认知错误，因为医生的注意力都集中在填写模板上了。他不太可能提出开放式的问题，这种方法会妨碍他关注模板以外的数据。

埃里克·卡塞尔详细描述了临床医疗被市场效率所胁迫的危害："在医疗计划中，每项服务会很自然地被看成是一件商品或产品。这种计划包括确定服务的成本，影响报销的因素，需要这类服务的数量，以及其他商品化的因素……所有的医疗，不只是初级医疗，都是医生和患者在某种背景和社会系统中进行的互动，因此它不是商品。"

医学的各个方面都具有挑战性，但就像卡塞尔说的一样，我逐渐认识到行医最难的是初级医疗。尽管像我这样的专科医生需要做出复杂的决定，但我们通常知道需要解决的问题是什么。类似地，外科虽然在方法和技术上存在着明显的细微差别，但一旦开始手术，外科医生就可以解决他看到的异常。大多数时候问题是显而易见的，就像麦克沃伊所说，而初级医疗就像试图分辨行驶的火车里的面孔，难度大得多，因为研究显示，患者向初级护理医生讲述的几乎所有不适，比如头疼、消化不良、肌肉疼，都不会有严重的后果。

如今，保险公司往火车上塞了那么多乘客，乘客只有站立的空间。每天给成百甚至上千名患者提供高质量的医疗服务绝非易事。显而易见，是那些看重数字的人在设计评判医生"质量"的标准，而他们所设计出来的标准，有很多既琐碎又不重要，就像记分卡，只能确保患者被测了血糖，被打了流感疫苗。其实，初级医疗的"质量"有更多的意义，它意味着医生需要广泛地思考，因为任何生理问题都有可能出现；它意味着医生需要根据有限的数据，做出合理的决定，既不反应过度，也不因为司空见惯而不当回事；它意味着医生需要用词准确，同时对患者的社会背景有深刻的理解；它还意味着，作为看门人，医生应该知道把我们指引到什么地方：其中一个"大门"通向重症监护病房。

HOW DOCTORS THINK

避免陷入标签化认知的思维误区，医生需要：

- ☐ 广泛思考，因为任何生理问题都有可能出现
- ☐ 根据有限数据，合理决定，既不反应过度，也不因常见不当回事儿
- ☐ 注意语言，对患者背景有深刻理解

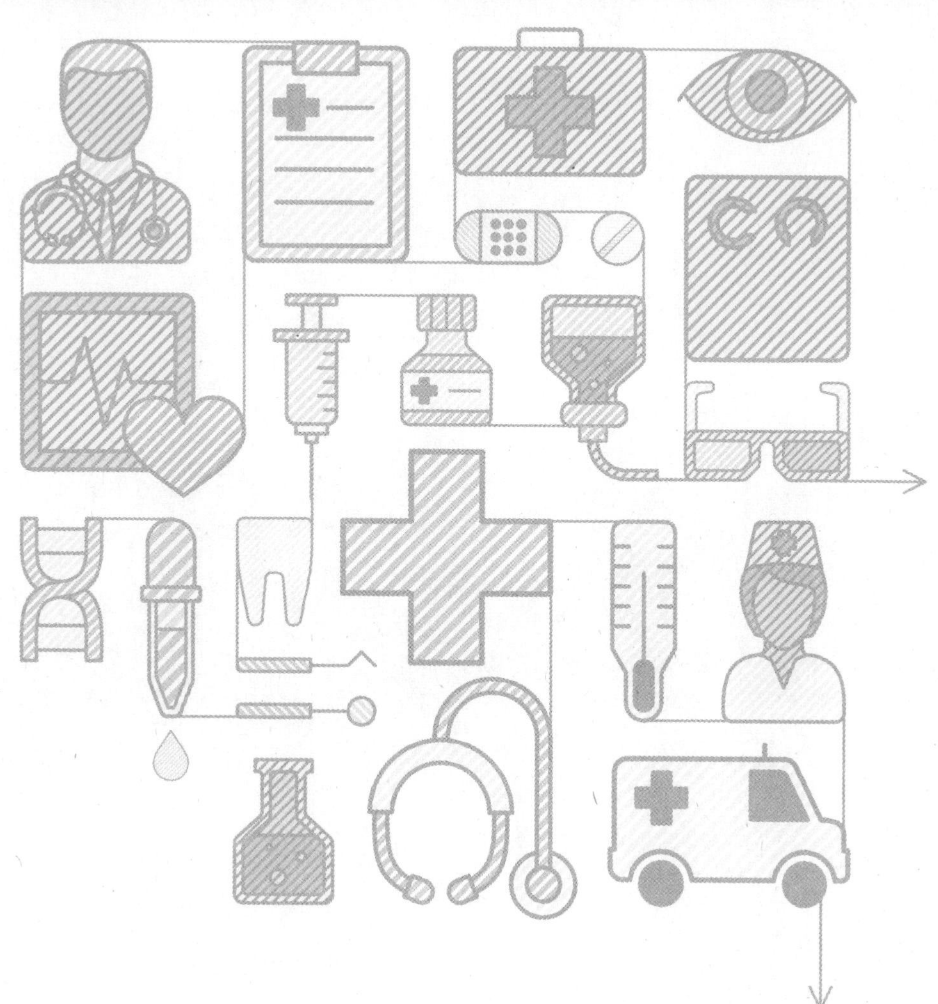

5

你的思维模式也能影响医生诊断

HOW DOCTORS THINK

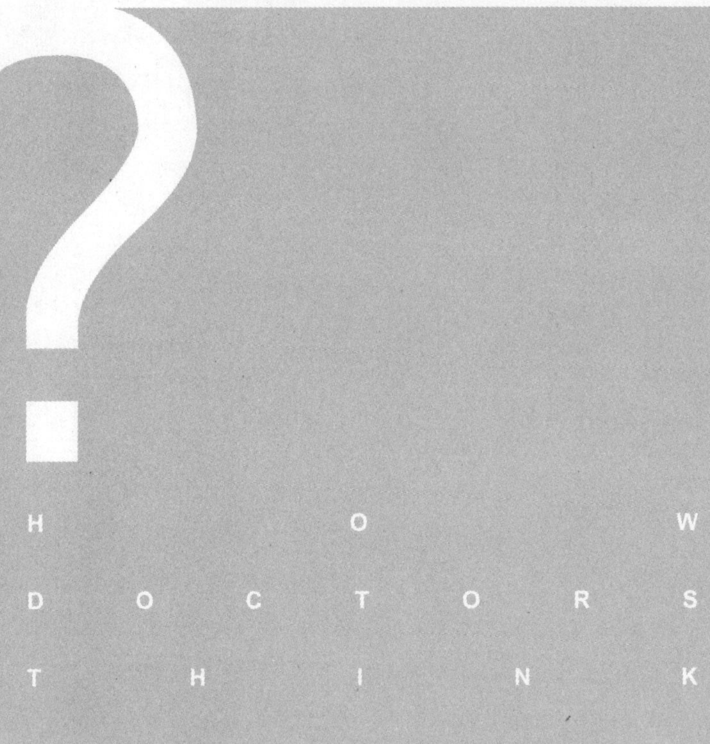

如果你生病住院，治疗一段时间后病情没有改善，

你倾向于：

A 仔细向医生询问自己的病情和诊断

B 上网查资料或询问亲朋好友该怎么办

C 继续接受治疗

扫码测一测你是不是对自己负责的患者，
获取全书答案和解析。

不能只做被动医疗者

从越南飞往洛杉矶的航班好像永远抵达不了。蕾切尔·斯坦恩抱着几天前在越南富寿省刚收养的女儿希拉。希拉还是一个小婴儿，躺在她腿上，两个人都没有睡。希拉咳嗽，不肯喝奶。蕾切尔在狭窄的过道里走来走去，摇着希拉，唱歌安抚她，想让她喝奶，然后睡觉。不过蕾切尔最喜欢的科尔·波特（Cole Porter）的曲调很欢快，一点安抚作用都没有。

蕾切尔·斯坦恩一开始把精力都放在事业上。她取得了工商管理硕士学位，很快在一家金融公司得到晋升。30 岁出头时，她已经升到了高位，但开始停滞不前。深深的空虚感使她沮丧疲惫。每次想到接下来要做什么，她都觉得缺少干劲和平衡性。她不是向前看，而是向后看，看到的是她完全不喜欢的东西。

蕾切尔觉得事业是每天的冲突所在。衡量成功的标准只有金钱。她想把生活建立在其他东西的基础上。她辞去了董事会的职务，进入了神学院。

快到50岁时，蕾切尔感到了生活中的另一种空虚：她没有机会追求婚姻和家庭。她是一个有魅力的女人，乌黑的头发，深深的眼窝里一双琥珀色的眼睛。但她周围没有她这个年龄段的单身男性。思来想去，她决定领养一个孩子，建立一个单亲妈妈的家庭。像蕾切尔这样的女性在领养新生宝宝时会困难重重。领养机构一般愿意给宝宝寻找双亲家庭，鉴于大多数生母本身就是未婚生子，所以她们不愿意让另一个单身女人收养她们的孩子。只有两个国家允许中年单身女性领养婴儿：越南和危地马拉。

2001年1月，蕾切尔完成了详尽的文书后，发送到越南。美国操作她的申请的中介机构说3月或4月会得到领养反馈。但时间已过，没有任何答复，她感到灰心沮丧。6月初，她得到消息说，她可以领养4月26日出生的一个女婴。这个女婴出生在富寿省的一个城镇，大约在河内以北80.5千米。蕾切尔迫切地想更多地了解这个孩子。美国的中介机构提醒她说，获取信息通常需要几个月的时间，但仅仅几天一个小小的文件夹就寄到了。文件夹里有婴儿的背景介绍和一张照片。宝宝名叫黄氏夏，有一头乌黑的头发，饱满的脸颊，看起来身体强壮，令人心满意足。蕾切尔被告知可以在9月去越南，到那时孩子已经6个月大了。但是在7月，她突然得到消息说要在两周内到河内。尽管越南方面还没有处理完最后的文书，但孤儿院希望蕾切尔无论如何去一趟。

蕾切尔走下飞机，河内的早晨酷热难耐。水蒸气笼罩着柏油碎石路面。当地的中介机构的代表开着一辆白色的标致车来接机，带她进入市内。街道两边小贩用大锅烧鱼、烧菜，戴着斗笠的劳工用扁担挑着货物。汽车驶入河内市中心，周围是许许多多骑着自行车上班的人。蕾切尔觉得自己就像一颗被湍急的河流裹挟着的石子，奔向自己的命运。准父母们抵达后一般会先休息，但蕾切尔没法休息，她要见见她的女儿。孤儿院位于一个低矮的白色混凝土建筑里，而不是在灰尘飞扬的街道边。每个房间里有六到八张金属框架的简易床。蕾切尔注意到被刷成绿色的墙面开裂了，铺在地上的油毡很破旧，但地面很干净，照顾孩子们的女人对他们充满关爱。

一个穿着白色护士服的女人指着床上一个四肢纤细的婴儿说："夏。"蕾切尔不明白她是什么意思。婴儿瘦瘦的，乍看起来不像照片上的孩子。"夏？"蕾切尔应道。护士抱起婴儿，又说道："夏。"并把婴儿塞给蕾切尔。

蕾切尔抱起婴儿。三年来她满怀激动地想象着这一刻，但是预想的喜悦并没有出现。相反，她内心产生了一个挥之不去的想法：这个孩子和她在照片上看到的孩子不像。婴儿鼻子不通气，在她怀里咳嗽着。工作人员向蕾切尔保证，这就是她要领养的孩子，在孤儿院里流鼻涕是家常便饭。

第二天，蕾切尔回到孤儿院领走了孩子，把她带回酒店，准备前往富寿省。在那里她会和其他几个准父母正式会见当地政府官员，最终签署收养文件。这个活动被称为"把孩子委托给养父母的仪式"。蕾切尔把婴儿放在酒店的床上，给她穿上参加仪式的衣服。她拉起宝宝瘦瘦的胳膊，把它塞进袖子里。柔软的触感顿时传遍她的身体。蕾切尔慢慢地抱起宝宝，把她贴在自己胸前，她能感觉到宝宝的心脏在快速跳动，眼泪肆意地流淌下来。蕾切尔喜欢音乐，尤其是歌曲，她打算给宝宝取名"希拉"，在希伯来语中，这个词的意思是"歌曲"。蕾切尔用她浑厚的女低音唱了一首感恩圣歌。

从河内向北驱车大约 2 个小时就能抵达富寿省。沿路上农民在稻田里收割稻谷，套着轭的牛在布满石头的田野里犁地。远处是郁郁葱葱的高山。

富寿省的省长是一个中年男人，穿着白衬衫，灰色休闲裤。他说越南的孩子是国家的财宝，受到保护。现在这些财宝被分享给发誓要保护好他们的人。仪式之后通常需要 3 周时间完成领养程序。不过，富寿省的官员告诉蕾切尔，他们加快了她的文书工作，她和希拉 4 天后就离开了。

飞机着陆后，蕾切尔担心希拉会脱水。她在洛杉矶有家人，所以她在那里停留下来，带宝宝去看医生。医生也认为希拉病了，但胸片没有显示出异常。医生推测希拉患有鼻窦炎，开了一些抗生素。蕾切尔放心了，在 7 月 30 日傍晚回到波士顿。在洛杉矶到波士顿 6 小时的飞行中，希拉只吃了两盎司配方奶。

这趟旅行把蕾切尔累坏了。把宝宝哄睡后不久，她就瘫倒在床上。第二天早上醒来，蕾切尔做的第一件事就是设法让希拉喝奶，但是哄了她几个小时也无济于事。蕾切尔的妹妹在加州，是一名儿科医生，下午打电话过来询问宝宝的情况。“她有脱水的危险，你必须立即带她看急诊。”快到午夜时，蕾切尔只拿了尿布包就带希拉匆匆去了波士顿儿童医院，她认为急诊医生会给希拉补液，很快她们就能回家。

儿童医院的急诊有分诊制度，病得最重的孩子，比如受外伤的孩子，会很快被送进检查室或处置室。病得比较轻的孩子，比如患有耳朵感染、腹泻或其他常见病的孩子，需要在等候室里等待。蕾切尔和希拉等了 5 个小时才看上医生。年轻的住院医生看看希拉的眼睛、耳朵和嗓子，听了听她的肺，按了按她的肚子，然后抽血化验，开了胸片检查单。

两个小时后，结果出来了。住院医生一开始先解释说希拉的囟门下陷是脱水的迹象。囟门是婴儿头骨顶部一块柔软的部分，这个部位的骨头尚未闭合。然后他严肃地说脱水的原因不只是鼻窦充血。希拉的嘴上覆满了真菌，尽管可能从洛杉矶服用抗生素后就有了，但也可能是免疫缺陷的迹象。

年轻的医生又告诉了她更多的坏消息，蕾切尔的心在收紧。X 光片显示希拉两侧肺部都有炎症。“首先，我会给她静脉注射，补充些液体。补水后她或许能精神起来。”

蕾切尔呆呆地站着。一位护士把希拉按在检查台上，住院医生开始把一根细细的针刺入她的静脉。仅仅几秒钟，婴儿的脸就暗淡下来，她的皮肤变得斑驳。住院医生惊恐地瞪大了眼睛。

他对护士说:“她全身的谐调性正在丧失。”

一阵狂乱立即吞没了孩子：抽血，戴面罩，给面罩连上复苏气囊。“她的血压在下降，给她静脉推注。”住院医生命令道。

蕾切尔不知道“推注”或“谐调性丧失”是什么意思，也不明白为什么她的宝宝被按了几秒钟后就陷入了危急状态。另一位护士很快拿着验血结果进入房间。“她的氧饱和度是 70%。”她说。

氧饱和度

氧饱和度是指血液中氧合血红蛋白对有效血红蛋白的容积比，通常动脉血的氧饱和度大于静脉血。

住院医生向蕾切尔解释说，希拉的肺炎非常严重，不能吸入足够的氧气，哪怕很微小的压力，比如被按住时引起的紧张不安，她也应对不了。

“她需要进重症监护室。”

蕾切尔觉得自己好像坐在游乐场的轨道车上，它载着她转圈，让她上下颠倒，把她甩到扶手的边缘，她头晕眼花，恶心想吐，脑子里一片空白。“我……我……不明白……”

住院医生把胸片放到墙上的灯箱上。“这是心脏。”他指着胸部中心像一滴大眼泪似的一片白色说，“心脏周围是肺，在X光片上它们应该是黑色的，因为正常情况下，它们充满了空气，X光会透过去。”蕾切尔看着那两个肺，它们几乎像心脏一样不透明。她觉得喉头发紧。“肺的这种样子被我们称为‘毛玻璃样变’。”蕾切尔不确定那两个肺像毛玻璃，还是像暴风雪。她需要知道这对她的宝宝意味着什么。

“我们会给她用多种抗生素，因为在她嘴里发现了真菌，还会加上抗真菌剂，”住院医生说，“现在，我们通过鼻导管给她输氧。”

“会是什么病呢？”蕾切尔问。

“有各种可能，”住院医生答道，“可能是常见问题，比如病毒感染，也可能是来自越南的特殊疾病。”

在接下来的24个小时里，肺炎在希拉的肺里迅速蔓延。她瘦弱的胸比蕾切尔打开的手掌宽不了多少，为了吸入更多的氧气，她的胸部剧烈地起伏着。“用鼻导管维持不了她的氧气，”住院医生告诉蕾切尔，“我们需要给她上呼吸器。在我们把管子插进她气管的时候，你最好离开房间。”

蕾切尔悲伤地看着那位年轻的医生。她知道她不会离开女儿，哪怕一小会儿。无论需要做什么，无论多痛苦，她都想留下来。蕾切尔把她的想法告诉了住院医生。他和善地点点头，说他能理解。

蕾切尔让到一边，重症监护室的医护人员开始围着希拉忙活。一位护士牢牢按住希拉的肩膀，另一位护士固定住她的腿。住院医生抬起她的下巴，熟练地把一个金属工具插进她嘴里，压住她的舌头，并照亮了她喉咙的后部。“我可以看见声带。”他说。管子必须越过声带，进入气管。哪怕几毫米的偏差，管子就会进入食道，挡住婴儿的气道。医生试了几次，终于把管子插对了地方。蕾切尔感觉好像有一只手攥着她的心脏，医生每试一次，手掌就收紧一次。她努力保持镇定。

我们呼吸的氧气约占 20%，剩下的大部分是氮气，少量二氧化碳。肺的结构像蜂巢，这个蜂巢的囊被称为肺泡。吸入的氧气穿过这些肺泡的薄膜，进入血流。当肺里有细菌和黏液时，就像肺炎，氧气会很难通过被阻塞的囊进入血液。没有氧气我们当然活不了。氧气水平降低后，组织很难发挥它们的功能。一段时间后，某些缺氧的组织会变得衰弱，然后衰亡。这会造成导致人衰弱的并发症，比如心脏损伤或大脑损伤。

在希拉这类病例中，避免失去组织，避免器官受损看起来简单：装上呼吸器，通过管子输送纯氧气，让带有压力的氧气穿过肺里的脏东西。但是这种方法存在局限性：氧气浓度太高会对肺泡产生毒性，加重炎症，有可能给虚弱的组织造成永久的创伤；高压力的氧气会使肺泡破裂，导致肺萎缩。但在希拉这类病例中，没有别的选择，孩子必须承担输送高压力、高浓度氧气的风险。

重症监护室的医疗团队一整天都在不断地设置呼吸器，氧气浓度从 60% 提高到 70%、80%，然后到 90%。同时，医护人员调高了压力，将空气压入肺里。最后医护人员不得不孤注一掷，把氧气浓度提高到 100%，压力也被调到最大。

希拉的血液中依然没有足够的氧气。再一次做的胸片显示“毛玻璃样变”更不透明了，这意味着感染扩散了。除了原来的一些抗生素和抗真菌剂之外，医生又加了复方新诺明。住院医生解释说，复方新诺明是治疗肺孢子菌肺炎最好的药。痰液检查、胸片和这个诊断结果是一致的。这种病在艾滋病患者身上很常见：艾滋病在东南亚比较普遍。

希拉在越南做过艾滋病病毒检测。越南方面向蕾切尔保证检查结果为阴性。申请的处理被提速，要求尽快去越南，这些不寻常的地方是否意味着孤儿院知道这个孩子有问题？知道她的妈妈患有艾滋病？

多年的商界经历让蕾切尔练就了一双识人的慧眼。如果没有这种能力，她就无法在生意中获胜。总有人想占便宜。蕾切尔不愿相信眼前发生的事。孤儿院的工作人员对每个孩子都充满温柔和爱护，精心安排的仪式上希拉和其他婴儿像“珍宝”一样被“委托”给他们，这一切让人无法相信其中有诈。蕾切尔想，不寻常的效率和收养速度可能只是因为官老爷想赶紧处理掉桌上的一摞摞文件，闷热潮湿的夏季已经够人烦的了；又或许，老天爷想给这个孩子所有可能的生存机会，知道蕾切尔会带她去看世界上最好的儿科医院。

当时已是傍晚，重症监护室里很安静，气氛严肃。希拉的血氧气水平依然很低。“我们会试一试高频通气。”重症监护室的医生对蕾切尔说。高频通气就是把氧气以更快的速度送入希拉的肺里。这是呼吸器的极限了。

几个小时后，蕾切尔离开重症监护室，给她当儿科医生的妹妹打电话。在她打电话时，重症监护室的医生走了过来。他的眼睛低垂着。“没有用，”他说，“高频通气也提高不了血氧水平。”

蕾切尔把这个消息告诉了妹妹。

“她很危险。”她妹妹说。蕾切尔的胸口发紧。

“她在迅速恶化，”医生说，“我们可能会失去她。”

蕾切尔承认这是现实，但无法接受。她真心实意地相信，上帝想让她有孩子，有这个孩子。发生的一切都不正常。是的，她不得不承认，越南的孤儿院可能知道这个孩子有问题。原本慢得令人难以忍受的官僚作风突然流畅得像上了油的轮子，把这个新生命推到她的怀里。无论真相是什么现在已不再重要，因为作为母亲，蕾切尔必须竭尽所能阻止死神把她的女儿带走。

蕾切尔几天没合眼，几乎什么都没吃。她突然掉入了疾病的海洋，不幸的漩涡将她越吸越深。希拉在洛杉矶时好像还是简单的鼻窦炎，在急诊室里发展为比较严重的脱水，后来是肺炎，然后在重症监护室里用上了呼吸器，现在是高频通气。但是孩子的血氧水平一直在下降，蕾切尔在脑海里看到了死去的婴儿，即使不是死了，也是功能丧失，大脑损伤非常严重，导致她不能说话，看不见，听不见或不能爱。

蕾切尔给洛杉矶的家人打电话，征求他们的建议。蕾切尔一只耳朵里是妹妹的声音，另一只耳朵里是重症监护室医生的声音，脑子里是希拉死去的样子。蕾切尔终于崩溃了，她开始发抖，牙关紧闭，喉咙发紧，呼吸变得短促，膝盖开始打弯。

“上帝，帮帮我。”

蕾切尔努力坚持着，她抖得更厉害了，好像要碎成无数碎片。

“上帝，你在哪儿？”

蕾切尔知道正在发生什么。这种事以前曾发生过两次，她爱的人离她而去。她崩溃了，两周都无法正常生活。她身心疲惫，祈求从《圣经·旧约》中《诗篇》的片段中获得安慰，她用心地默诵。

但是她依然在发抖。颤抖好像从她的骨头里冒出来，炸遍她的皮肤。蕾切尔觉得离开了自己的身体，就好像在观看一段影片，影片中的她被炸成了碎片。她用全部的力气来稳住四肢，放慢呼吸。

那位年轻的医生站在她面前问道：“你还好吗？”

他轻轻地拉着蕾切尔的手，把她带到椅子边，扶着她的胳膊，让她慢慢地坐下。她抬起头，目光深邃地看着年轻的医生。

“我……我……还好。”

“还有最后一招，”重症监护室的医生告诉蕾切尔，“体外膜肺氧合。”

蕾切尔的脑子缓慢地转动着。“什么是体外膜肺氧合？”她低声问道。

医生解释说，体外膜肺氧合意味着希拉的血液会通过专门的机器在体外加氧，使血液变得新鲜。首先，需要切开她的颈部，将一根大导管插入切口，将血液从她的静脉导入机器。在机器里，氧气透过一张多孔的膜被泵入血液。在机器出口处的泵会将富含氧气的血液输送回身体。体外膜肺氧合本质上就像人工肺脏和人工心脏。

蕾切尔努力去理解这些信息。她请住院医生再说一遍。医生又解释了一遍，然后说这个操作存在风险，还有可能引发并发症。体外膜肺氧合的目的很明确，设计很巧妙，但存在局限性。即便操作万分小心，但把导管插入大血管，让血液流过机器，都有可能造成感染。血液感染是致命的。此外，机器里的人造膜不可能做得极其光滑。膜上的瑕疵会在血液里形成小凝块。当血液被泵回患者的身体，这些小凝块会堵塞动脉，导致大脑、心脏或肾脏的损伤。体外肺膜氧合只是权宜之计，患者不可能永远靠体外肺膜氧合存活。患者的肺必须自己康复。

蕾切尔知道医生未说出口的话是什么。如果肺不能康复，患者离开体外膜肺氧合机就会死亡。蕾切尔看了看表，快夜里 11 点了。住院医生递给她知情同意书，最上面写着希拉的名字。蕾切尔读着这份文件，上面基本上是住院医生的话。她看着他的眼睛，那双眼睛在说：希拉已接近生命的终点。

一位护士已经准备把希拉从重症监护室转移到体外膜肺氧合室了。她移走了高频通气呼吸器，立即连上了一个大急救袋。纯氧气从急救袋的一头流入，护士用手挤压急救袋，氧气被挤进另一头的希拉的肺里。两个护工过来推轮床和连着的一大堆设备——抗生素和生理盐水的输液管，显示心率和心律的心脏监护仪，闪烁着大大的红色数字的光电血氧仪（监控血氧水平）。

“怎么回事？”住院医生问。

正在不停地挤急救袋的护士抬起了头。

蕾切尔紧张地看着护士。出了什么事？

“快看光电血氧仪！”他惊呼道。

护士和蕾切尔同时盯着氖灯显示的血氧读数。数字在增大。每挤压一下急救袋，数字就增加一点，就像登山者凭着意志力在攀爬陡峭的悬崖。

“让她躺在呼吸器上。”住院医生对护士说。

“再给她一次机会。”

蕾切尔放下手中的笔和还未签字的知情同意书。她闭上眼睛，《诗篇》中的话又进入她的脑海。

希拉又被连上了高频通气设备。蕾切尔在床边站了很长时间，机器有节奏的往复运行让她变得恍惚。她的孩子刚才已经走到了生命的边缘，护士用手挤压着的急救袋就像一座桥，出人意料地把她领了回来。

蕾切尔当时意识到所有医生和护士都知道，每种临床行为的核心都是不确定性。没有哪个结果是完全在预料之中的。她应该了解希拉病情的所有可能性，有礼貌地质疑有关诊断和治疗的每个假设。不是因为蕾切尔不相信医生和医院的技术，也不是不相信他们会全力以赴，而是因为上天没有让人类无所不知。

质疑医生，莫失理性

蕾切尔住在我常去的犹太教堂附近。周六她就来这里祈祷。我们偶尔会聊一聊，我知道她在走领养程序。8月中旬的安息日礼拜仪式结束后，我听说她的孩子在重症监护室里。我决定去探望她。

波士顿儿童医院距离我的实验室只有三个小街区，周围环绕着高耸的研究大楼。一个闷热的下午，热气从水泥中辐射出来。我乘着迟缓的大电梯来到儿科重症监护室，向护士长介绍自己，询问蕾切尔·斯坦恩在哪儿。“她和医生在一起，他们在给孩子做治疗，我会告诉斯坦恩太太你来了。”

我环视了这间重症监护室，打量着医生和护士专注的面孔。我对他们特别钦佩。在医学院时，我的儿科课程分为两部分，一部分是上午出门诊，另一部分是下午在病房查房。在上午的门诊中，我会看几十个患耳朵感染、脓毒性咽喉炎、湿疹或其他常见病的孩子。一边医治这些小毛病，一边逗一逗孩子，和父母聊一聊，是很有趣的事情。但病房的情况完全不同。每天下午在查看完患有重症的住院孩子后，我都会满怀绝望地回到宿舍。这些孩子有的心脏畸形，几乎不泵血；有的孩子肺部和肠道发生了囊性纤维化；有的孩子虽然接受了放疗和化疗，但肿瘤还在发展。我没法看着这些孩子受苦，也没法安慰他们痛苦的父母，我的情感承受不了。我发现了自己作为医生的局限。从那之后，我对那些医治孩子的人充满了尊重和敬畏。

“抱歉，让你久等了。”蕾切尔说。她满脸担忧，两眼红肿，眉头紧锁。

我说没关系，并握住她的手。

蕾切尔说她坚持要知道希拉病情的所有细节，所有重症监护室的医生和护士邀请她和他们一起查房，分享他们知道和不知道的。就像维多利亚·麦克沃伊强调的，儿科医生应该尽量和孩子的父母成为合作伙伴。蕾切尔说医护人员没有让她觉得自己是个负担。查房之后，蕾切尔会上网查询或打电话给当儿科医生的妹妹，进一步了解医生和护士讨论的某些问题。每天结束时，一个未得到解答的问题一直困扰着医生和蕾切尔：希拉的免疫系统为什么那么弱？它原本可以抵御肺囊虫肺炎的，这是一种危及生命的肺炎。

“艾滋病病毒检测结果为阴性。”蕾切尔告诉我。希拉绝对没有得艾滋病。蕾切尔继续说，虽然希拉的T细胞数量有点低，但关键问题是它们不发挥作用。当她的T细胞在试管中遇到细菌时，它们没有半点反应。免疫系统瘫痪使她很容易遭受多种严重的感染。

除了肺囊虫，希拉的微生物培养结果还显示她感染了巨细胞病毒、克雷白杆菌和白色念珠菌。巨细胞病毒是一种破坏性很强的病毒，不仅会感染肝脏、肺脏和骨髓，引起肝炎、肺炎和血细胞减少，还会在视网膜中生长，可能导致患者失明。克雷白杆菌会引起肺部大面积的感染，它所导致产生的痰液被称为“砖红色胶冻样痰”，因为它非常黏，有血一样的颜色。白色念珠菌是在她嘴里发现的一种真菌，现在她身体的其他孔洞中也生长了这种菌。

我在心里盘算着这四种致命的微生物：肺囊虫、巨细胞病毒、克雷白杆菌和白色念珠菌。接下来蕾切尔告诉了我第五种微生物：副流感病毒。医生告诉她，他们对这个病毒无能为力，目前还没有针对性的治疗方法。“可行的假设是希拉患了非典型重症联合免疫缺陷。”蕾切尔说。重症联合免疫缺陷是一种罕见的遗传病，导致这种病的原因是T细胞的关键部分缺失。这会造成T细胞数量很少，甚至不能有效地发挥作用。这种病的基因位于X染色体上。男性从母亲那里得到一条X染色体，所以这种疾病多见于男性。女性有两条X染色体，父母各贡献一条，所以女性必须继承两个有缺陷的基因才会患病。在希拉的情况中，她的生父和生母应该都具有这个缺陷基因。医生说女孩患重症联合免疫缺陷是非常罕见的。希拉的T细胞数量有点少，因此她成了罕见的“非典型”病例。

“你还没见到希拉，”蕾切尔说，“来，见见她，她是一个漂亮的宝宝。”为了避免病菌从我们的手、衣服和口腔传播给毫无防御能力的婴儿，我们在房间的入口穿上了无菌衣，戴上了无菌手套和面罩。床被各种仪器设备包围着，有高频通气呼吸器、心脏监护仪、光电血氧仪、静脉输液泵。在一张小桌上有一堆书。偶尔安静的时候，蕾切尔会读书给希拉听。

我低头看着宝宝。因为希拉嘴里有硬硬的管子，所以护士让她侧躺着，管子连着一根粗大的波纹状软管，软管连着高频通气呼吸器。我看了看光电血氧仪上的红色数字，设备显示，机器在以最高压力输送着最高浓度的氧气，勉强能维持她的血氧量。"她是一个漂亮的宝宝。"我说。她确实漂亮。除去缠绕着她的管子和导管，她面容姣好，皮肤光洁，四肢纤柔。

蕾切尔点点头。"希拉会活下来，"蕾切尔说，"我能感觉到。"

再次看了看氧气监控器上的数字，我什么都没说。

蕾切尔告诉我，她每天早晨和傍晚会站在希拉的床边祈祷。她从未像现在这样热情地祈祷上帝帮助她"奋起迎接挑战"。

"除了艾滋病或重症联合免疫缺陷，什么会造成婴儿这么多的感染？"蕾切尔问。

"我不确定，我不是这方面的专家。"

蕾切尔用琥珀色的眼睛盯着我。"我知道你不是，我也不是。"她解释说，她上网查了重症联合免疫缺陷，也在线和患有这种病的家庭聊过，她越来越确信希拉得的不是这种病。"我认为免疫系统不发挥作用的原因在于营养问题。"

当蕾切尔提出这个想法时，一位住院医生说有过这类报道，营养不良造成免疫系统失效，婴儿因此患上肺囊虫肺炎。20 世纪 60 年代早期的德黑兰，1974 年和 1976 年的越南，均发生过这样的病例，当时国家陷于战乱，食物匮乏。不过，住院医生强调说，虽然希拉比较瘦，但她不符合这些报道所描述的严重营养不良的特征，主要是皮肤和骨骼。他排除了这种可能性。

我重申自己真的不是这方面的专家，没法提供意见。我知道成年人只有在极度饥饿的情况下才会发生免疫系统崩溃。

“因为医生一致认为是非典型重症联合免疫缺陷，”蕾切尔说，“所以谈到了做骨髓移植。”

在医学上，骨髓移植是最极端的措施。本质上，化疗和放疗达到了致命的剂量，导致血液和免疫系统遭到破坏。无奈的情况下，只能植入适合的捐献者的骨髓。骨髓中的干细胞具有非凡的生物潜能，它们可以生长成所有被破坏的成分：红细胞、中性粒细胞、单核细胞、血小板、T 细胞和 B 细胞。随着捐献者的干细胞不断生长、成熟，它们开始发挥免疫细胞应有的作用。主要的作用是识别外来入侵者，比如细菌，然后清除它们。

希拉此刻需要的正是这样的细胞，它们能够识别、对抗、破坏肺囊虫、克雷白杆菌、巨细胞病毒、白色念珠菌和副流感病毒。

然而，生命康复的希望中也潜藏着生命反抗。免疫细胞同样具有识别外来组织的作用。患者新生的免疫系统会把周围的身体视为外来物。被移植过来的 T 细胞会攻击肝脏、皮肤和肠道等重要器官。这被称为移植物抗宿主症。如果捐献者和患者的基因很匹配，比如他们是兄弟姐妹，那么移植物抗宿主反应会很轻微；如果他们的基因迥然不同，移植物的反抗会非常强烈。在这种情况下，即使移植成功，生命看似得到了重建，但其实它会使患者逐渐衰弱，直至死亡。

我离开后，蕾切尔决定在两条路上平行前进。她会继续质疑重症联合免疫缺陷的诊断，同时协助做好治疗重症联合免疫缺陷的准备。她给越南的领养机构发邮件，告知他们希拉需要骨髓捐献者。第二天，越南官员答复说，希拉的生母同意做基因配型。他们会给她抽血，查看她和希拉的细胞的匹配程度。医生很高兴，但蕾切尔并不觉得宽慰。

希拉挣扎着活了下来。有时候情况似乎有所改善，她的血氧水平升高了。然后情况又会无缘无故地恶化，光电血氧仪上的数字陡降。每次恶化时，蕾切尔都感到骨头在颤抖，呼吸加快。她闭上眼睛，不停地祈祷，那些感觉才会慢慢消退。

在接下来的一周里，希拉的血氧水平开始缓慢而稳定地上升。胸片显示毛玻璃样正变得透明，心脏周围的半阴影就像星星周围的夜空，只不过这是一颗搏动的星星。“看起来好像我们能把她身上的仪器撤掉。”住院医生谨慎地说。

蕾切尔不敢相信自己的耳朵。每隔几个小时，医护人员就调低一些压力和氧气水平。然后他们等待着，观察希拉，再次检查她的血氧水平。蕾切尔一直在唱歌，唱流行歌曲，唱科尔·波特的歌，唱儿童歌曲，曲调欢快，活泼，无忧无虑。当希拉挣扎时，她的小胸脯起伏着，手臂绷紧，蕾切尔会更卖力地唱。

在重症监护室度过了 33 天后，希拉开始呼吸通过呼吸器的室内空气，不再加氧、加压。医生把管子从希拉的喉咙里抽出来，关闭机器。呼吸器吵人的“呼呼”声曾经整日整夜地响着，现在突然消失了。蕾切尔享受着这份安静。看着希拉舒服地吸气、呼气，蕾切尔落下了眼泪。她没有崩溃，如果必须做移植，她也能承受住那令人痛苦的治疗。

希拉被转入普通病房，等待骨髓移植。蕾切尔觉得自己好像穿过一面镜子，进入了另一个世界。在病房里，她和希拉大部分时间独自待着。每班护士会进来查看生命体征。营养师安排了液体食物，由于希拉还不能自己喝奶，所有配方奶会通过一根管子流经食道，进入她的胃里。

现在有了安静思考的时间，蕾切尔对重症联合免疫缺陷的各个方面进行了更深入的研究，包括它的遗传特征、诊断和治疗结果。随着了解的增加，她更加坚信她的孩子没有得这种病。她始终认为希拉营养不良，但不知道她缺少什么营养物质。蕾切尔意识到只有回顾过去的事情才能找到正确的答案。

胃管喂食让希拉长胖了，她的小胳膊、小腿丰满起来。一周后，她的低烧见好，医生停用了一些抗生素。蕾切尔观察着希拉的一举一动。她的眼睛灵活，蕾切尔觉得她非常渴望与这个世界互动。为了满足这个想象出来的需求，蕾切尔给她唱歌，给她讲述太阳、月亮、星星和地球，以及地球上的森林、海洋。

劳动节过后不久，骨髓移植团队开会讨论希拉的病情。他们在美国骨髓登记处找到了三位捐献者，都愿意为希拉提供骨髓干细胞。在越南，对希拉生母验血的结果显示她的相容性不如没有关系的捐献者。医生说，即使使用捐献者的骨髓干细胞，也有可能发生移植物抗宿主反应。

一天早上，移植团队中的住院医生来查房，蕾切尔觉得她必须直面她的怀疑了。“我希望再给希拉做一次免疫测试。”

住院医生不确定地看着蕾切尔。在交往中，医护人员很欣赏蕾切尔的智慧和做调查研究付出的努力。但是，再做一次检查又能有什么新发现呢？

“她的T细胞数量已经增加了。”蕾切尔继续说，努力保持平静，保持平和的语气。

“重症联合免疫缺陷的患者有时会发生这种情况，尤其是在严重感染康复之后，”住院医生答道，“这只是预料之中的波动。”

“我认为她没有重症联合免疫缺陷，”蕾切尔说，提高了声音，“我认为她营养不良。”

住院医生疲倦地看着蕾切尔，他之前无数次听到她说这个想法。蕾切尔觉得她的心跳在加快。

“我们知道你的想法，我们当然尊重父母的感受，但希拉的病是重症联合免疫缺陷的一个变种，虽然不典型，但我们在查房中已经和所有资深的主治医生讨论过多次了。”

蕾切尔停顿了一下，慢慢地呼气：“我希望……重新检测……她的血液。”她砸实每一个词，就好像它们是一颗颗难对付的钉子。

当孩子病重时，儿科医生非常了解他们父母的痛苦。医生受过的训练使他们能充满同情地做出回应，哪怕在他们看来那是父母出于绝望的不合适的要求。在这个情况下，住院医生不辞辛苦地向蕾切尔解释，希拉已经做过检查了，重新做需要实验室的研究员把其他工作放到一边。

“如果希拉是非典型的病例，”蕾切尔说，她的语气柔和起来，“有抱负的科学工作者可以就她发表一篇论文。他会更细致地查看她的细胞，获取更多的数据，探究免疫系统为什么不发挥作用。”

住院医生想了想，表示与他关系不错的一位免疫学家应该会对研究希拉的细胞感兴趣。确实，两套数据可以使要发给知名期刊的手稿更有分量。蕾切尔看着住院医生给希拉抽血，她的手忍不住颤抖起来，她努力克制着。

2001 年 9 月 11 日早上，抽完血后不久，移植团队的医生用力敲响了希拉病房的门。蕾切尔迅速地拢了拢头发，系好长袍。

"难以置信，"住院医生惊呼道，"我简直不敢相信。"

他把希拉免疫系统的第二套验血报告递给蕾切尔，和她一起一个一个地看结果：

总 T 细胞：正常

辅助 T 细胞：正常

抑制性 T 细胞：正常

B 细胞：正常

"她的细胞不仅数量都正常，"医生继续说，"而且功能良好。"

当希拉的 T 细胞在试管里遇到细菌时，它们立即识别出了它们，并开始出现生物反应，调动几十种酶，释放出蛋白质的全部招数，就像在身体里筑起了免疫防御的铜墙铁壁。

"希拉完全不像患有重症联合免疫缺陷，"年轻的医生说，他满脸欢快，"她很健康、正常，我认为这个周末她就可以回家了。"

蕾切尔闭上眼睛，她的心狂跳着，好像要跳出她的胸膛。

希拉通过管子“吃”了早餐，然后蕾切尔走向了医院走廊尽头的付费电话。她给一个好朋友打电话，告诉她这个消息。

“太好了。”她的朋友兴奋地大叫，但接下来是久久的沉默。

蕾切尔疑惑出了什么问题。

“请打开电视。”

蕾切尔呆呆地站在房间里，感觉她充满喜悦的心在被撕扯着。就在她庆祝希拉重获新生时，成千上万人有可能在对世贸中心的攻击中丧生。有人正走向死亡，怎么能在这个时候庆祝呢？

非专业看法帮医生填补思维漏洞

前往儿童医院看急诊的45天之后，蕾切尔和希拉终于回家了。那是周五，再过几个小时安息日就开始了。蕾切尔转动门锁，走进她在布鲁克林区的公寓。屋里有朋友送来的香喷喷的饭菜，桌上立着两根蜡烛，还有两个白面包在等着她享用。蕾切尔点燃蜡烛，然后抱起希拉。火焰柔和的光芒在她女儿脸上跳动。6个星期多来，蕾切尔没有拥有过像今天这样的轻松和快乐。

在这个过程中，蕾切尔不确定自己是否能承受住，是否有坚持下去的力量，是否有质疑的勇气。她再一次默默地感叹人类如此惊人的复原力。她想安息日就是补充复原力的储备的日子。“9·11”事件后的第一个安息日，她为她的国家祈祷，祈祷它有力量和勇气保卫自己，有力量和勇气关怀失去亲人和爱人的家庭。

怀里希拉的躁动不安打破了蕾切尔的沉思。该喂她了，是时候给她补充她在越南孤儿院中缺失的营养了，这种缺失造成了她的免疫缺陷。希拉喝着配方奶，“尽情喝吧，宝贝，喝吧。”蕾切尔说。

2002 年 5 月，波士顿儿童医院的临床会议提到了希拉的病例。这样做的目的是教育工作人员应该更认真地对待临床诊断。如果不够谨慎，希拉就会接受骨髓移植。那位年轻医生主持了这次会议，重症监护团队和骨髓移植团队当然知道这个病例的结果，但大多数与会者不知道。所以这个故事被从头讲起，就好像每位医生在病床边听病情介绍，需要他们从急诊室那折磨人的时刻就开始做决策。

“你的鉴别诊断是什么？”年轻的医生问与会者，“列出导致这些症状和体征可能的原因。”与会者一致认为是重症联合免疫缺陷。

接下来，一张幻灯片被戏剧性地呈现在大屏幕上：

患者没有患重症联合免疫缺陷。

陈述这个案例的医生换到下一张幻灯片，详细解释了在世界范围内为何营养不良是免疫缺陷的首要原因。贫穷国家营养不良的最常见形式是缺乏足够的蛋白质，就像严重饥饿的状况，由此会导致免疫缺陷。希拉的病例似乎不属于这种情况，因为她的肌肉长得很好。在出院后进行干预的几个月里，医生们发现了一篇科学论文，它报道了单一维生素缺乏也会损害免疫功能。其他一些文章报道了儿童缺乏锌、铁、镁等金属元素如何造成 T 细胞数量减少，如何损害 T 细胞的功能。这些情况虽然很罕见，但确实有记录，没人说得准希拉患免疫缺陷的原因是什么。

在临床界程式化的演讲中，演讲者向听众报告病例中患者的最新情况：

“在出院后，患者免疫功能正常，生长良好，达到了各个阶段的发育标准。”

美国每所教学医院里都会召开类似的会议，讨论相关病例。社区医院里没有医学院的学生或实习医生，它们会组织类似的论坛，资深的医护人员共同探讨有趣而不寻常的临床问题。无论是在学术中心还是在社区医院召开的会议都具有巨大的教育价值，它们可以让最有经验的医生了解重要而难以搞懂的疾病。但是这类会议往往缺少对误诊原因的深入探究，尤其没有探究发生了什么认知错误，如何纠正这些错误，也很少剖析医生运用了哪种启发法，它们在哪里出了问题。

了解治疗希拉·斯坦恩的医学背景对识别相关的认知偏误非常重要，这些认知偏误差点导致医生给她做骨髓移植手术。就像蕾切尔·斯坦恩反复告诉我的，我本身也知道，波士顿儿童医院是世界上最好的儿童医院之一（波士顿儿童医院曾救过我家老大的命）。那里的医生在重症联合免疫缺陷和其他造成免疫缺陷的遗传异常方面具有丰富的专业知识。医院的实验室研究了如何干扰那些使 T 细胞和其他重要免疫成分不能发挥作用的基因。临床医生改进了治疗方案，调整了标准用药和实验用药，最大程度地恢复患者的免疫力。因为波士顿儿童医院经常诊断和治疗重症联合免疫缺陷的患者，不只资深的主治医生熟悉这种疾病，实习医生和住院医生也熟悉它。

因为这些专业知识和熟悉度，重症联合免疫缺陷儿童的“原型”被根植在医护人员的头脑中。医护人员会自然地形成一种认知倾向，只盯着希拉这样的患者的某些特征，把它们和原型进行匹配。熟悉产生结论，有时会在一定程度上轻视其他可能性。在接受培训的过程中，我反复听到一个准则是：如果一个动物长得像鸭子，走路像鸭子，叫声像鸭子，猜它是什么？是鸭子！但并不总是鸭子。

医生应该提醒自己，不要轻易将患者的症状、临床表现与头脑中的模板或临床原型进行匹配。这并不容易做到。在医学院和住院培训的后期，医生学习的重点是熟悉疾病的典型特征，无论是消化性溃疡、偏头痛，还是肾结石。看起来不寻常或不典型的表现常常会被忽视。“熟悉之事最常见”是培训期间被根植在我头脑中的另一句老生常谈。查房中类似的准则是：当听到马蹄声，你应该想到马，而不是斑马。

蕾切尔·斯坦恩在导致肺囊虫肺炎的许多原因中搜寻，最后发现了“斑马”。营养缺乏会损害免疫功能，为感染制造了沃土。帕特·克罗斯凯利提出了“斑马回避”的说法，指的是医生回避罕见的诊断。现代医学的主流不鼓励寻找“斑马”。确定疑难杂症的实验室检查和程序通常难以实施，非常专业化，非常昂贵。在控制成本的时代，保险公司和管理医疗计划会细细审查医生在患者身上花了多少钱，这严重限制了医生去探究“奇怪的”想法。事实上，一些医生会因为开了太多检查而受到惩罚，因为 25 项检查、50 项检查、100 项检查或 500 项检查，可能最后都会得出一个正确诊断，这些钱本可以花在其他更有价值的事情上。当然，除非“斑马”病例发生在善于算计的人自己的孩子身上。

除此之外，寻找“斑马”的医生还常常会遭到同行的嘲笑，说他们痴迷于疑难杂症，忽视了主流。“斑马猎人”被认为是在“炫耀”。做实习医生时，我常常听到资深的住院医生称他们“火焰枪”。

医生的“斑马回避”行为还有另外一个心理原因。对于疑难杂症，医生通常没有亲身经验，只是读到过或在多年工作中遇到过一例，他们缺乏坚持自己看法的勇气。他们不确定为了搜寻“斑马”应该走多远。

在讨论希拉·斯坦恩的病例的会议上，医生们提出了很多会导致免疫缺陷的营养缺乏症。我敢打赌几乎没有与会者知道如何分辨它们。我承认我不知道，我必须找专家或查询答案，医学教科书上没有现成的答案。而且，除了比较常见的营养缺乏之外，如缺少维生素 B_{12} 会导致恶性贫血，缺乏维生素 C 会导致坏血病，关于营养对机体功能的诸多影响我们知之甚少。这种临床知识的欠缺导致医生没有理会蕾切尔一而再再而三的建议——她女儿可能缺乏某种营养物质。何苦要探究这样一个极端而模糊的想法呢？希拉不符合营养不良孩子的原型。

除了心理原型和“斑马回避”之外，希拉的医生还犯了一个叫“诊断冲量”（diagnosis momentum）的认知错误。一旦某个诊断在医生心里被确定下来，尽管证据不完整，或者像希拉的病例那样，证据存在矛盾——T 细胞数量增加，女孩很少得重症联合免疫缺陷，但第一个医生把他的诊断传递给了同事或下属。这个认知错误折磨了安妮·道奇 15 年。在波士顿儿童医院，重症监护室的主治医生确信希拉患有重症联合免疫缺陷。这个强烈的信念被传递给实习医生和住院医生，然后传递给骨髓移植团队。每天上午查房时，讨论希拉病情的开场白是：“希拉·斯坦恩，越南女婴，患有免疫缺陷病，病情与重症联合免疫缺陷一致……” 诊断冲量就像滚下山坡的巨石，有足够的力量压碎挡在路上的任何东西。

蕾切尔·斯坦恩不是认知心理学方面的专家，也没有研究过医疗决策中的错误，她只是一位绝望而忧惧的母亲。但是她鼓起勇气，深入研究孩子的病情，当发现和很多医生的推理不一致的地方时，她礼貌地坚持自己的主张，没人能阻止她。她让巨石改变了方向。

尽管我受过很好的医学培训，有着良好的初衷。我也犯过像希拉的医生所犯的认知错误，当所有的临床拼图不能被严密地拼在一起时，我移动了几片拼不上的拼图。为了提供熟悉的治疗，我做出了错误的假设，试图让一个模糊的条件符合定义明确的原型。

一年后，蕾切尔得到收养机构的消息，说越南有一个婴儿在等她收养。我带着我 12 岁的女儿去拜访蕾切尔和希拉。她们住在一条绿荫遮蔽的街道上，她们的公寓位于一幢旧石头大楼的低层。我见过她们几次，赞叹希拉看起来那么健康、结实。

蕾切尔沉着地度过了希拉病情严重的那段时光，没有崩溃。她清醒地思考，吸收各种信息，向她洛杉矶的妹妹、很多医生和护士提出关于希拉治疗上的问题。在获得力量和鼓舞后，蕾切尔用她全部的智慧、社会资源和精神力量坚持她的要求，最终得到了正确的诊断。

所有人，无论是谁，都可以效仿蕾切尔，寻找医生在分析中的漏洞，提出有可能填补这些漏洞的问题。

HOW DOCTORS THINK

避免陷入诊断冲量的思维误区，医生需要：

- □ 理性倾听患者的想法，思考其合理性
- □ 对患者的质疑进行理性思考，不确定的，及时与其他专家探讨
- □ 定期进行小组分析、讨论、总结

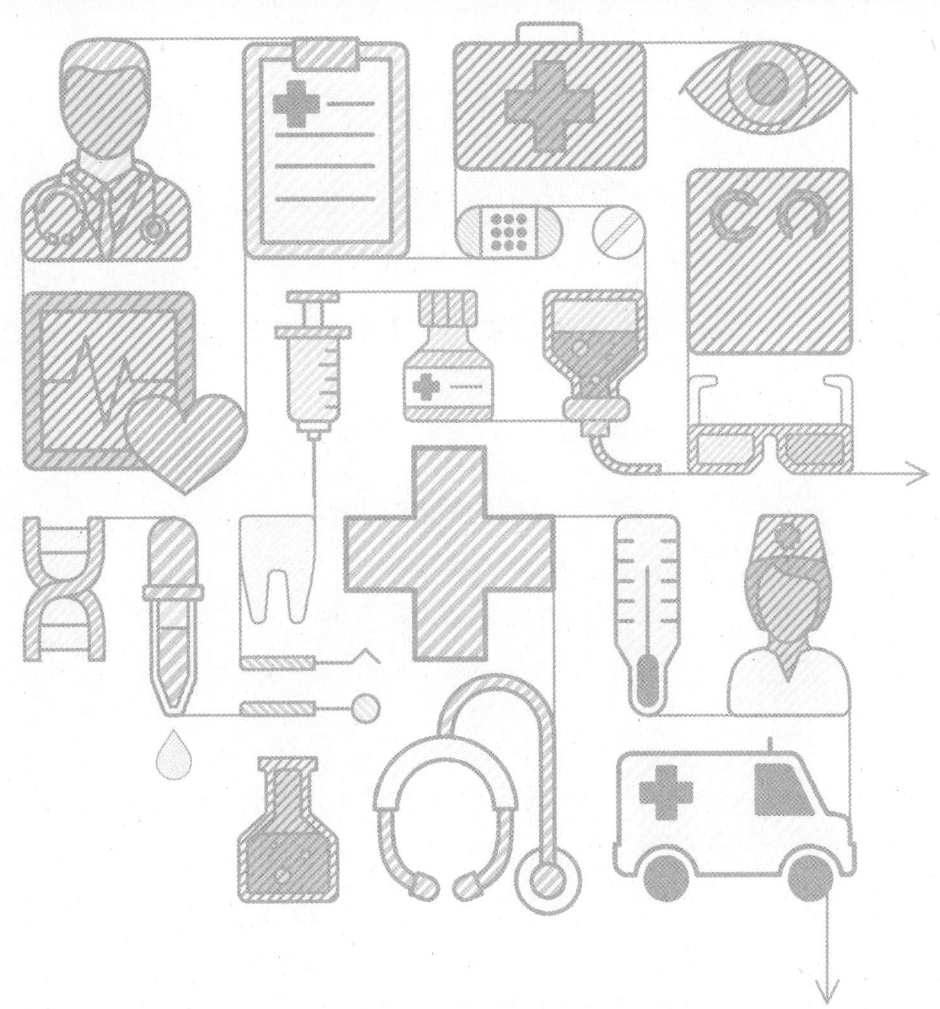

6

疾病千面，开放性思维开启正确的医疗之旅

HOW DOCTORS THINK

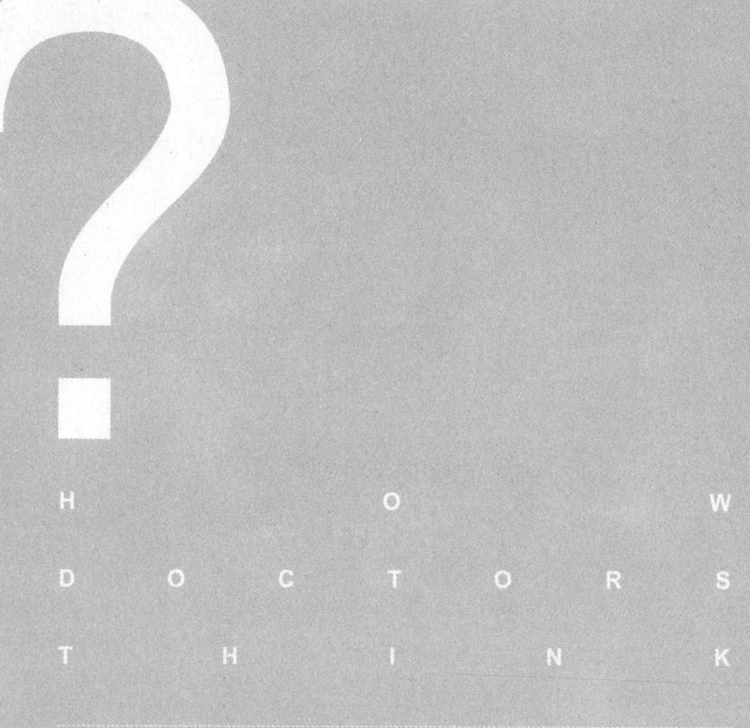

就医时如果听到医生说，某个与你得相同疾病的患者也是这么治疗的，你会怎么想：

A 同意医生的方法，接受治疗

B 向医生询问那位患者的具体情况，找出区别，提出意见

扫码测一测你是不是对自己负责的患者，
获取全书答案和解析。

临床即兴发挥是一种本事

大多数人认为孩子先天性心脏畸形的情况非常罕见，其实，1 000 个新生儿中有 8 个存在先天性心脏畸形。美国每年有 3 万多个这样的婴儿诞生。如果婴儿能活过 12 个月，他们有 80% 的可能性长大成人。如今大约有 100 万美国成人带着先天性心脏病生活。这个可喜的统计数字要归功于儿科心脏病医生和心脏外科医生，他们诊断并修复心脏和大血管，比如主动脉畸形。这些医生面临的最大挑战在于心脏病的多样化。即使不确定，他们也不得不当即进行解决。没有哪个医生会喜欢需要不断创新的专科，更不用说很多情况下相关治疗是实验性的。

詹姆斯·洛克是波士顿儿童医院心脏科主任。他 50 岁出头，又高又瘦，一头浓密的黑发，戴着飞行员眼镜。他似乎总在动。在我布置采访用的录音机时，他在椅子上伸开四肢，脚上穿着运动鞋，交叉起来放在桌子上，然后他开始转换姿势，转动脑袋，两条腿一会儿交叉，一会儿打开，手沿着椅子的侧面上下移动。洛克在俄亥俄州乡村一个小镇上长大。家里没有人上过大学。他因为发明了几种心脏仪器，声名鹊起，所以我猜想他年轻时喜欢“捣鼓”小发明。结果我错了。“修车的一般是我父亲和兄弟，”洛克说，“我不会和他们一起待在车库里。我在屋里读书。”洛克解释说，对像他家这种中产阶级来说，当医生是一条好出路。

但是这条路他走得并不顺畅。二年级时他被停学，六年级时被开除。“每一次校长都请来了大城市的精神病医生。”他说的大城市就是阿克伦市。精神病医生似乎认为洛克有潜力，尽管他的成绩低于平均水平。“精神病医生建议把我升入八年级，这拯救了我。”我提到他左摇右晃的头和动来动去的四肢，说如果是现在的精神病医生，会诊断他患有注意力缺陷多动障碍，给他开利他林。“肯定会给我开点什么。”洛克大笑道。洛克是美国优秀学者（National Merit Scholar），15 岁就进入凯斯西储大学，后来上了斯坦福大学医学院。“我去了给我全额奖学金的学校。”

“当我窝在自己房间里的时候，”洛克继续说，“我会一遍又一遍地读柯南·道尔（Connan Doyle）的书。福尔摩斯靠的完全是观察和推断。所以我花了很多时间思考人们如何进行观察，如何做出推断。”

1859 年柯南·道尔出生于苏格兰的爱丁堡，生长在一个不富裕的爱尔兰裔天主教家庭。富有的亲戚供他在英国耶稣会寄宿学校上学，然而他痛恨那所学校。回顾上学的时光，道尔写道：“或许那段艰难的时光对我是有益的，因为我很任性，精力旺盛，有点鲁莽。但是那时的学习生活需要精力和勤勉，学生一定会努力达到要求。”尽管很多家庭成员成为了艺术家，但柯南·道尔选择了医学，他从英格兰返回爱丁堡继续求学。1886 年 3 月，柯南·道尔开始写那本会让他声名大噪的小说，两年后在比顿圣诞年刊上发表，书名是《血字的研究》（*A Study in Scarlet*），主人公是一个名叫夏洛克·福尔摩斯的侦探和他的搭档华生医生。柯南·道尔将他对医生进行观察和推断的痴迷转移到另一种侦查中。

后来，第一次世界大战爆发，当时50多岁的柯南·道尔很遗憾自己不能参军入伍。于是他不断向战事办公室提出一些发明的想法，他相信这些发明能拯救英国人。因为担心敌人潜艇会实施封锁，他提供了海峡隧道的方法，隧道将连接英国南部海岸和法国。海军专家认为这是儒勒·凡尔纳式的科学幻想。他还想象用充气橡胶带和充气橡胶船来救落水船员，并想象出了步兵用的防弹衣。但他的建议一次次被置之不理。

福尔摩斯是詹姆斯·洛克的英雄。像福尔摩斯一样，洛克也会思考可获得证据的性质和解释，试图想象更好的未来。洛克说："我在不断探究我是如何知道我所知道的事情的。"洛克不说话了，他的头前后移动，就像雷达在扫描。几个来回后，他似乎确定了自己的想法，又开始说话："知识论，即认识的本质，是我所在这个领域的关键。我们所知道的事情只基于中等程度的了解。当看到暗示你所知道的是正确的事情时，你应该立即质疑你所知道的事情。"

"在儿童心脏病学科，我们所做的大多数事情是临时创造的。事实上，我日常工作的一部分就是即兴发挥。"洛克咧嘴笑着。这是因为儿童的心脏问题往往很独特，没有先例可循。洛克继续说道，"但你必须做点什么。一个很重要的问题是，很多人尤其是编造者自己认为某件事物既然被编造出来了，那它一定是真的，他们认为那是上帝的旨意。"

"承认某些做法是'编造的'不会让临床医生丧失信心吗？"我问。

"在医学领域，并非每个人都能不断地评估信息的价值。如果这样做，你会疯掉的。但是如果你处于某个子领域中，**你不仅要知道人们知道什么，还要知道他们是怎么知道的。你必须经常质疑每件事，每个人。**"

老师怎么教很可贵，医生能否变通更重要

颇具讽刺意味的是，詹姆士·洛克从一个正常孩子的病例中领会到了治疗先天性心脏畸形孩子的重要经验。

霍莉·克拉克是明尼苏达州一个 4 岁小女孩，深棕色的眼睛，留着长长的棕色辫子。一个春天的早晨，她告诉妈妈她觉得不舒服。克拉克太太摸了摸她的额头，拿来体温计。霍莉的体温是 38℃。幼儿园里在流行一种病毒。克拉克太太给霍莉喝了一些液体泰诺林，用来降体温，然后让她上床休息。第二天，霍莉呼吸急促，发出喘息声，皮肤变得暗淡。克拉克太太开车带霍莉来到明尼苏达大学医学院附属医院的急诊科。

急诊科医生发现霍莉做深呼吸时，血压会骤降。胸片显示她的心脏轮廓已经不是正常的形状了，而是球形，就像胸腔里吊着一个水气球。霍莉从来没有得过重病，只是偶尔淌淌鼻涕或者感到胃不舒服。据克拉克太太所知，她女儿的心脏和肺一直很正常。医生给霍莉做了心电图，心电图显示电压降低。他告诉克拉克太太："教科书上的诊断是心脏压塞。"心脏压塞的意思是心脏周围有液体聚集，液体挤压心脏。原因可能是病毒感染造成组织肿胀。堆积的液体像手一样握住心脏，阻止血液流入心脏或回到身体里。如果不消除这些液体，霍莉会休克。

一位儿科心脏病主治医生被叫到急诊室。他向霍莉的妈妈解释了他会如何抽干霍莉心脏周围的液体。首先他用一根带孔的针刺穿心包，就是围绕着心脏的纤维囊，然后用一个注射器抽出液体。心包下面的液体被抽出来之后，心脏就可以不受阻碍地跳动，霍莉的循环就恢复了。

"你在哪儿插入针头？"洛克问。我们坐在他的办公室里，他在给我讲述大约 30 年前他接受培训时的一个病例。

我很快答道："剑突下。"就是将针头从剑状软骨下方插入，也就是胸骨下端软骨的尾部。我继续说，从剑突下插入后，针头向右侧锁骨方向倾斜，继续深入，直至刺穿心包。

年轻的詹姆斯·洛克站在心脏病主治医生旁边，学习怎么操作。这位心脏病医生所说的做法和我说的一样。主治医生先找到孩子的胸骨，然后向下用手指找到构成剑突下的软骨。他用抗菌剂清洁剑突下缘的皮肤，进行局部麻醉。然后他拿起一支带有大针头的注射器，注射器连着一个心电图导联。他刺入皮肤，针杆周围形成了一圈血晕。他在剑突下向上移动针头，慢慢推进，直到他感觉针尖碰到了坚韧的纤维囊——心包。医生稍停片刻，然后继续推进。纤维囊被刺破了。

"你为什么在剑突下插入针头？"洛克问我。

我停顿了一下："因为老师就是这样教我的。"

"你为什么认为老师教给你的就是他们的做法？"洛克问了一个有点绕的问题。

"因为他们就是那样教的。"

当那位心脏病医生拔注射器的活塞时，他遇到了阻碍。淡黄色的液体本应该涌出来，但没有，活塞纹丝不动。医生对洛克说，有时心包下的液体充满了蛋白质和炎性碎片，非常稠，用大孔的针头也很难抽出来。

医生小心地把针头又向内插了几毫米，以为会是比较稀的液体。他向后拉注射器的活塞。鲜红的血液喷涌而出。医生呆住了，针头依然在霍莉的胸膛里。

"她差点死了，"洛克说，"那个针头插入了心肌。这是一个重大的事故，需要立即给她做手术。”尽管心脏病医生只把针头推进了一点，但后来发现心包下面的部位几乎没有液体。几乎所有的液体都在侧面。

这件事使洛克深受震动。他问了所能问到的每一个人，为什么要这样操作，他得到的回答和我的回答一样，老师就是那样教的。“我查看医学文献，一直追溯到20世纪20年代，”洛克告诉我，“后来发现最早的相关报告来自一位女医生。她先尝试从后背插入针头，成功了。”洛克继续说，当时了解是否存在液体的唯一方法是轻敲心脏，用手指敲击胸膛。如果有液体，声音会发闷。如果充满了空气，发出声音的音调会比较高。

20世纪20年代，通过背部抽取液体取得成功后，这种方法开始被广泛采用。但是很快患者出现了并发症。心肌表面的冠状动脉有时会被刺入的针扎破。“于是心脏病医生开始寻找从哪儿插入遇到冠状动脉的可能性最小，”洛克解释说，“后来发现这个位置就是剑突下。”

洛克又讲回霍莉·克拉克的病例上。“现在我教我的学生不要机械地从剑突下插入。我们应该遵循‘萨顿法则’——哪里有液体从哪里下手。”

萨顿法则

萨顿法则是以20世纪30年代布鲁克林银行大盗威利·萨顿（Willie Sutton）的名字命名的。他抢了一家接一家银行，被抓住时已经积累了大笔财富。在法庭上，法官问他为什么抢银行。他回答说：“因为钱在银行里。”（这个故事可能是杜撰的，萨顿的回答可能是法庭上的记者为了让报道更生动而编造出来的，不过“萨顿法则”这个术语流传了下来）

在洛克的帮助下，这种操作得到了改进。现在的医生会先给患者做B超，看到心脏周围的液体，然后在超声波的指引下把一根小针插进去。

心脏就像一个泵，有四个室，左边两个，右边两个。上面的室被称为“心房”，来自拉丁语，意思是“入口”；下面的室被称为“心室”，也来自拉丁语，意思是“腹部”，因为它接近椭圆形。耗尽氧气的血液从身体回到右心房，然后进入右心室。右心室将血液泵出，通过肺动脉瓣进入肺动脉。在肺里血液被充入新鲜的氧气，废物被排出，比如二氧化碳。新鲜的血液通过肺静脉从肺部返回左心房。早期的解剖学家认为分隔左心室和左心房的阀门很像主教的法冠，所以给它取名为“僧帽瓣”（即二尖瓣）。血液通过僧帽瓣后，就进入了左心室。左心室壁比右心室壁厚得多。厚厚的肌肉收缩会产生很大压力，把血液通过主动脉瓣泵入主动脉。主动脉将血液输送到全身各个部位。

最常见的先天心脏畸形发生在上面两个室，即左右心房之间的孔。由于心脏左侧的压力高于右侧的压力，所以血液会从左心房通过那个孔流入右心房。这种脱离常轨的血流被称为“分流”，会让心脏右侧超负荷，导致心力衰竭或其他并发症。洛克告诉我，如果存在二比一分流，也就是通过右侧心脏流出的血液是通过左侧心脏的两倍，那么医生会给孩子做手术，让这些孔闭合。

“你知道二比一这个数字来自哪儿吗？”洛克问。我想那一定来自对这类孩子细致的临床研究。“你当然会这么想，但你错了。在20世纪60年代的一个医学会议上，一位儿科医生向一群心脏病医生提出了一个问题：什么时候应该闭合这些孔？这引发了关于多少分流需要做手术的热烈争论。会议组织者出于无奈，提出进行投票决定。有些医生投了较小的数字，有些医生投了较大的数字，最后的中位数是二比一。这个结果被发表在《美国心脏病学杂志》上。所以现在的教科书都把分流到达二比一时需要做闭合手术作为了一条真理，”洛克继续说，“存在二比一分流的孩子依然很可能是健康的，不需要任何特别的治疗。很多孩子做了可能并不需要的手术。”

“为什么我们依然在编造答案？因为我们没有办法通过临床研究找出答案。你必须对 500 个孩子随机分组，一组做闭合手术，另一组不做。这需要花 40 年的时间。”而且，这样的研究存在着伦理和道德两方面的限制：“对汽车能做的研究不能对人做。不能拿真人做碰撞试验。”洛克说。作为医生，你不得不利用手边的数据推断答案，尽管这些数据可能有局限性。

在洛克的专业领域中，敏锐的空间感对推导出答案至关重要。“看着一张平面图像，你需要迅速构建出它的三维图。”例如，在做心导管插入术时，心脏病医生将导管通过孩子的血管，插入心脏。从平面的监控器屏幕上看，导管是一根细细的白线。很难通过这种二维图像了解导管的确切位置。“你的手移动的方式和屏幕上所显示的图像结合起来，可以告诉你导管是指向自己，还是指向别处。即使我的手松开导管，我也能判断出它的位置。导管前进的方向应该是不用想就知道的事情。”

洛克谈到了“身体天赋”，一流的运动员表现出了这种天赋，他们可以准确地估计出球会落到哪儿。洛克小时候很崇拜能把变化曲线球击出场外的棒球手，还崇拜奔跑时不用回头看就能站到旋转的橄榄球落地范围内的外接手。“你需要快速加工你看到的东西，根据信息即刻采取行动，”洛克说，“因为心脏在不停地跳动，你不可能让孩子的心跳停下来，自己再想。一旦导管插入孩子的心脏，你必须完成很多事情。如果做得不够快、不够好，风险会很大。”

最新研究否定了人们普遍的观念，即认为像洛克这样进行高难度操作的医生天生有一双巧手。当然如果某个人笨手笨脚的，在儿童心脏里操纵器具显然不适合。然而，这项研究提示，最重要的是“视觉空间能力”，而不是灵巧的手指。视觉空间能力意味着一个人可以在头脑中“看到”血管或器官的轮廓。安大略省麦克马斯特大学的研究者杰弗里·诺曼指出，训练之初，尽管医生们的视觉空间能力存在差异，但通过反复练习和反馈，他们的能力能够提高到专家水平。

别让“主要”因素成为诊断的绊脚石

汤姆·奥康奈尔和海伦·奥康奈尔热切地期盼着他们第一个孩子的诞生。汤姆是中学体育老师，海伦是一名会计。每天晚上，他们会练习在分娩课上学的呼吸技术。汤姆开玩笑说，他天生就是做教练的料。B 超显示海伦怀的是男孩，他们用美国职业棒球大联盟的红袜队的队旗和新英格兰爱国者队的橄榄球装饰婴儿房。

海伦分娩用了 8 个小时，一切顺利，但新生的宝宝身体发青，呼吸困难。产科医生和护士很快清除了他嘴里棕色的浓稠液体。如果分娩过程中出现窘迫，婴儿会排出液体的胎便，在挣扎时吸入胎便。

“虽然他们吸走了胎便，但孩子依然皮肤青灰。”洛克告诉我。宝宝被立即送入心脏科重症监护室，尽管医生采用了各种措施，却依然无法让宝宝获得足够的氧气。“在出生的头 30 分钟里，他心搏骤停，所以医生赶紧上体外膜肺氧合机。”洛克说。体外膜肺氧合机作为一种特殊的心肺机器，只在最凶险的情况下使用。希拉·斯坦恩用了体外膜肺氧合，直到她恢复健康。但与希拉的病例不同的是，奥康奈尔家的宝宝没有出现惊人的逆转。

一根大导管被插入婴儿的颈部。

在正常情况下，来自身体、耗尽氧气的静脉血应该进入心脏右侧，被泵到肺部，在肺里获得氧气。但是在使用体外膜肺氧合机的情况下，用过的血液会进入体外膜肺氧合机。耗尽氧气的血穿过宽大的多孔膜，多孔膜可以使有毒废物和二氧化碳被排出，身体急需的氧气可以进入。一个泵把新鲜的、富含氧气的血液输送到颈部的另一根导管里，血液进入婴儿的主动脉，从主动脉输送到身体的各个器官。

体外膜肺氧合有可能导致危险的副作用。插入婴儿颈部的粗大导管很容易造成感染，引发致命的败血症。泵和膜表面的摩擦力有可能破坏脆弱的血小板，使婴儿容易出现致命的出血。由于情况太紧急，没时间仔细分析他的问题，也不能撤掉体外膜肺氧合机，但每次医生尝试撤掉，用呼吸器给他供氧时，都失败了。宝宝存在严重的问题，但没人说得清是什么。

正如我们看到的，在正常的血液循环中，被用过的血液从组织返回右心房，右心房将它们泵入右心室。右心室再通过肺动脉把血液泵入肺里。在肺里，新鲜的氧气进入血液，二氧化碳被排出。新充入氧气的血液从肺静脉返回左心房，然后进入左心室。左心室将富含氧气的血液泵入主动脉，然后通过动脉传输到身体各个部位。

“新生儿皮肤青紫说明缺氧，”洛克解释道，“原因之一是肺静脉的连接出了问题，它们没有通向左心房，或者它们因为某种原因堵住了。”在这种情况下，富含氧气的血液离开肺部，但不能进入左侧心脏，不能被输送给身体。这套系统中存在阻塞的地方。“液体渗入肺内导致肺水肿，宝宝就会出现皮肤青紫。”

奥康奈尔家的宝宝被送去做进一步的检查。检查室灯光明亮，桌子是可移动的，一台荧光检查仪可以实时拍X光片。导管被插入他的心脏和血管，电脑控制的检测仪显示它们的压力。染料被注入肺动脉。荧光染料经过动脉进入肺部，然后经过肺静脉进入左心房。

"但没有染料进入心脏。"洛克说，不知道什么地方堵了。

头上有个小气球的导管被送入肺动脉，然后给小气球充气。气球撑开了动脉。再次注入染料。这次染料通过肺动脉进入肺部，然后进入肺静脉。荧光检测仪屏幕上的图像很像树的枝干，到尖端渐渐变细。但是树和树枝好像停留在胸腔里。

"肺静脉中断了，"洛克说，"它们没有和左侧心脏相连。"

检查室里一阵长时间的静默。没有医生或护士能搞清楚这个孩子的血管路径。洛克像雷达扫描一样前后晃着脑袋，然后他停下来，指向一股不知怎么跑到下腔静脉的染料，下腔静脉是把血液从身体下半部分送回右侧心脏的大血管。这解释不通啊，为什么注入肺动脉的染料会跑到肚子里？"这说明，在死之前他在努力为生命做斗争。"洛克指着那股染料说。房间再度被沉默充溢。孩子似乎保不住了。

"什么东西不该在这里？"洛克问。在遇到未知的事物时，他会一边想一边说出来。他敲击计算机键盘，调出之前保存的注入染料后的图像。他连续翻过每张图像，没有新线索。接下来他的胳膊猛地一伸，指着婴儿右侧胸腔里的一根细细的白线。"那是什么？"他问。团队中没有人知道。

洛克在屏幕上追踪着那根神秘的白线，从婴儿的胸部向后移动，白线碰到了缠绕的一团东西，那是医生插进的管子和导管。"那是脐静脉里的脐导管！"洛克大叫。一根导管被放入脐静脉，脐静脉最初连接着妈妈和胎儿。“但是现在这根管到哪儿去了？”认真地思考了几秒钟后，他说，“它在肺静脉里。”肚子里的一根静脉错连上了胸腔里的一根血管。

洛克和他的同事以前从来没遇到过这样的病例。他把脐静脉里的导管作为一个线索，开始分析奥康奈尔宝宝奇怪的解剖连接：脐静脉连着肚子里的门静脉，门静脉不知怎么连上了胸腔里的肺静脉。

“如果你们看到了之前从未见过的东西，”洛克对团队说，“这会成为你们开创先河的机会。”

“让我们试着用脐导管打开肺静脉。”洛克拿了一根类似直挂衣钩的长导丝。他把导丝顺着脐导管插入，向上通过腹部，进入胸部和肺静脉。沿着这根导丝，洛克插入了一端带气球的导管。他给气球充气，把肺静脉撑开，然后注入染料。染料从肺静脉流入腹部的门静脉，然后开始慢慢地返回婴儿的胸部，进入心脏。

“为什么依然流得很慢？”洛克问。肯定有其他堵塞的地方。洛克找到了从门静脉分支出去的另一根血管。他用带气球的导管撑开了第二根血管，顺着血管送入两个支架，把它们固定在里面。他停顿了一下，然后把一根导管移入肺静脉，注入染料。“看啊，血液冲出来了！”他兴奋地大叫起来。现在血液从肺静脉向下流到门静脉里，然后再向上经过放支架的血管，进入左侧心脏。洛克创造了一条通路，将富含氧气的血液从肺部送到左侧心脏，再送到宝宝的各个组织。

奥康奈尔家的宝宝使用了三天多体外膜肺氧合机，身体慢慢适应了随意搭建的循环线路。后来医生给他上了呼吸机，他的血氧水平平稳了。

几天后，我和洛克去心脏科重症监护室看望奥康奈尔家的宝宝。奥康奈尔夫妇热情地和他打招呼。洛克向他们解释了他实施的操作，强调说这是临时应变之策，但目前看来是有效的。不久宝宝会接受手术，全面修复他的循环系统。

当我们走出重症监护室时，我问洛克是怎么通过思考解开这类谜题的。

他告诉我说：“病例出现时，我不想听任何人的诊断，我查看了原始数据。”他避免形成任何偏见或成见，尽量找出关键的临床症状（模式识别），自己来界定整个状况。他说：“在这个病例中，那个影像不该出现在那里。”他指的是脐导管的白线。每个人都把注意力放在他所说的“主要事件”——肺部血管堵塞上，但他能同时看到全局，把每个组成部分整合成一个完整的整体。当有一个部分匹配不上时，他会抓住它，把它作为解开谜题的关键。“这就像一种考验眼力的游戏。”他说。

手术很成功。奥康奈尔家的宝宝的肺静脉被连到了左心房的后壁上，这样富含氧气的血液可以顺利地从肺流入左侧心脏，再被泵到主动脉里。他还需要接受密切监控，随着成长，他可能需要做其他手术，洛克说，但他完全可以过正常的生活了。

见过奥康奈尔家的宝宝一周后，我让洛克讲讲他判断失误的那些时刻。“我能记得的失误……”他开始讲，讲到半截就停住了。他的停顿让我有些吃惊。研究显示，大多数医生不知道自己的认知错误。洛克的措辞承认了这一点，很可能存在他还不知道的判断失误。接下来，他重新找到了思路。

“我的所有错误都有一个共同点。”

洛克取出一张空白的纸，开始快速地画出心脏的轮廓，心房、心室和瓣膜。他说有一种叫“普通型房室传导阻滞”的病，就是心脏左右两侧之间的瓣膜没有发育完全。这种病最常发生于患有唐氏综合征（先天愚型）的孩子。“心脏中间的部分缺失了，没有发育的瓣膜可能包括左右心房之间的瓣膜、部分二尖瓣、部分三尖瓣，以及左右心室之间的瓣膜。”洛克解释说，有些孩子还患有主动脉瓣狭窄或主动脉缩窄，主动脉瓣狭窄指的是主动脉瓣部分闭合，主动脉缩窄指的是主动脉变窄了。“当发生这类情况时，左心室会非常小。”

儿科心脏病医生面临的问题是，婴儿左心室的大小是否能承受修复畸形瓣膜的手术。洛克 30 多岁时，他认为该不该做手术取决于流出心脏的血液携带了多少氧气。“我当时很年轻，在一个全国性会议上提出了这个想法，”他说，“每个人都认可我的观点。这是纯逻辑的操作，在某种程度上也是无懈可击的操作。”洛克认为，如果泵入主动脉的血液能达到正常的血氧水平，那意味着左心室的发育比较好，可以接受在肺内充入氧气的血液，并把它们输送到身体各处。这说明心肌足以承受瓣膜修复手术。洛克还推断，较高的血氧水平意味着从右心室出来的血液分流不严重，也意味着左心室足够强健，能够保持左侧心脏内较高的压力。

“表面上看，这很正确，但它恰恰是错的。”

事实证明，即使大量的血液（大约 20%）被分流，离开婴儿心脏的血液中依然可以含有正常水平的氧气。洛克说：“只有完美的逻辑有时候是不够的。我的错误在于，在没有经验的情况下，从原则进行推理。结果我错了，因为对于有些变量，你只有实际去做，才会把它们考虑进去。你提出了错误的建议，导致患者没能活下来。”

“我没有给看起来轻微的影响留下足够的余地，”洛克详细解释着，“血氧水平的微小波动，可能就 1%、2% 或 3%，其实说明了心脏存在重大问题。”

洛克回忆起这类错误的另外一个例子，就是在缺乏经验数据的情况下，依赖严格的逻辑解决临床问题。“有的患者的僧帽瓣非常狭窄，当左右心房之间的孔闭合后，总是会变得更健康。我推测孔闭合后，身体会获得更多的血液。通过变窄的僧帽瓣，流向左心室的血液压力会足够高。”洛克的话是说，你想增大左心房的压力，将尽可能多的血液通过变窄的僧帽瓣泵入左心室，这样左心室就可以把足够多的血液输送给身体。“这肯定是对的，不是吗？”洛克问。我点头表示同意。“这非常符合逻辑，但它是错的。”

孔闭合后，有些孩子病得更重了。后来发现，是因为预料之外的连锁反应：左心房压力的适度增加也会向后产生影响，导致肺血管里的压力增加，即肺动脉高压。右侧的心脏泵血时不得不对抗更高的压力，因此变弱了。

“这些孩子出现右侧心力衰竭，从临床上看，他们的情况变得更糟了。”洛克说。看似合理的方法导致了伤害。“**人类在生理和生物性的一些方面是无法预测的。演绎推理并不适用于每个病例。**”夏洛克·福尔摩斯是侦探典范，但人类的生命现象不像盗窃或谋杀那样，所有线索可以干净利索地被汇总在一起。医学领域存在着不确定性，对假定罪犯采取的行动有可能被误导。

洛克当时没有立即意识到只依靠逻辑进行推理是错误的。“25 年前，我推断可以依据血氧水平来决定是否修复左右两侧心脏之间的瓣膜，但它没有产生预期的效果。我认为这只是因为我不够聪明。”他犯的第二个错误，就是关于闭合左右心房之间的孔的错误，更加令他不安。洛克把目光移开，脸沉了下来。在孩子身上犯错是他职业生涯中独有的一种痛苦。“我认识到在做这些预测时，需要更周到更细致。我必须更清醒地认识到，尽管推理似乎非常严谨，但那依然是编造。**你必须承认你所知道的事情具有局限性。**”

关注不确定性有助于提高诊疗效果

像其他人一样，医生在面对不确定性时，也会表现出某些心理特点。有的医生过分自信：相信自己是对的，因为他们一贯如此。他们只关注正面的数据，忽视负面的数据。正面的数据在情绪上更有吸引力，因为它们使人想到成功的结果：正常的血氧水平或左心房里较高的压力意味着手术会成功。洛克的错误就围绕着正面的数字：血液中接近正常的血氧水平，左心房里较高的压力。每个正面的数字似乎都预示着好结果。这类数据对我们的心理影响巨大，尤其是在不确定的环境中。它们好像风暴中的安全港湾，是可以让我们放心的地方，还给我们指出了下一步的方向。但是生物学，尤其是人类生物学，具有内在的易变性。这些变化有时非常微小，容易被忽视，但可能很重要。它们反映了最精密的、测量无法捕捉到的重要差异。

洛克还担心：很多医生认为所有数字具有同等的确实性或有效性。“人们不会给予特定的重视。”洛克说，意思是医生在做决策时，并非所有的结果都应被赋予相同的权重。你要学会重视某些数字，忽视另外一些数字。

专家尤其容易表现出毫无根据的确信倾向。他们接受了长期的培训，一开始很容易依赖他们广博的知识，忽视人类生物学的变化无常。这就是洛克的认识论的中心点很重要的原因。他不断梳理自己的思想，提醒自己情况是不确定的，承认本着良好意愿做出的行为和决策可能不适用于每一位患者。

大部分医生很难按照洛克的做法去做：不断反思，而不是按照鲜有的先例不假思索地去做。杰克·道伊（Jack Dowie）和亚瑟·爱尔斯坦（Arthur Elstein）在《职业判断：临床决策读本》（*Professional Judgment: A Reader in Clinical Decision Making*）这本书中，收集了许多专家的文章，这些专家在医生的认知和如何改善医生认知方面具有差异鲜明的观点。很多文章的作者信奉贝叶斯分析，运用的是“期望效用函数理论”。

期望效用函数理论

这个理论认为，某个结果的效用应该乘以它的可能性，这决定了面对不确定性时的预期效用。

这个基于公理的计算使医生可以选择数字最高的方法。当然，像洛克一样，医生处理的很多事情是独特的，但决策分析研究者能从中推导出可能性的研究，目前还没有发表。

有些专家主张，在很多临床环境中，不只是独特的病例会让贝叶斯分析站不住脚。麻省理工学院的唐纳德·舒恩就专业人士如何思考写过很多文章。他和用数学方法给诊治建立模型的研究者分属非常不同的决策分析阵营。最初，研究者用数学方法来优化潜艇搜寻和炸弹追踪，计算机的出现对它起到了促进作用。

舒恩强调，医生面对的是“千差万别的情况……用巨大的数据库来确定某个诊断的可能性或某种治疗结果的可能性，完全是没有用的”。洛克认为自己是一名理性的思考者，是一名依赖逻辑做推导的医生。不过他也知道，这些逻辑及从经验中获得的认识具有局限性。

舒恩在写下面一段话时，描述的可能就是洛克：

> 因为出现了一些令人不解、令人烦恼的现象，医生不确定了，

他花时间反思，允许自己有弱点。接下来他重新构建问题。这是应对不确定的、不稳定的、独特的情况的关键，也是应对价值冲突的关键。

不确定性会影响决策的情况不仅发生在洛克的医学世界中。杜克大学健康政策教授戴维·埃迪坚信：

> 不确定性通过每个孔隙渗入医疗中。无论是在定义疾病、做出诊断、选择检查或治疗、观察结果、评估可能性、分配偏好时，还是在做所有这些事情时，医生好像都走在很滑的地面上。对医生以外的人，甚至对很多医生来说，很难认识到这些任务有多复杂，对它们的了解有多欠缺，实事求是的人有多容易得出不同的结论。

耶鲁大学的医生兼律师杰伊·卡茨研究了医生用来对抗不确定性的方法。他查看了蕾妮·福克斯早期的研究。福克斯确定了三种基本的不确定性：第一种源自对可获得的知识的掌握不够完备或不够完善，没有人能掌握所有的医学知识和技能；第二种源自现有医学知识的局限性，有无数问题连最好的医生也无法回答；第三种是从前两种衍生出来的：医生很难分辨是自己无知或不称职，还是现有的医学知识存在局限性。福克斯观察了病房里医生在面对不确定性时的“挣扎”，他们有很多应对它的心理机制，包括黑色幽默，打赌看谁是对的，为了保持镇静，产生奇幻的想法，或在进行不确定的操作时，在患者面前摆出很胜任的样子。

卡茨把福克斯的三个类别汇总在一个大标题下面：无视不确定性。他认为，医生在从理论探讨过渡到实际应用时，不承认他们所做的事情存在固有的不确定性。卡茨提出，虽然不确定性本身给医生造成了很大的精神负担，但更大的负担来自“他们有责任牢记这些不确定性，并向患者承认它们”。他说：“**否认不确定性，用确定性替代不确定性的倾向，是人类心理最显著的特征之一。它既具有适应作用，也是一种适应不良，因此既是指引，也是误导。**”作为律师，卡茨知道事故现场的见证者“都会存在不自觉的不完整知觉和不完整回忆。”

“这是人类普遍存在的重要需求，通过看似理解了外部世界和内部世界来保持控制感，哪怕代价是歪曲数据……医生对不确定性的否认也具有类似的作用：它使事情更清晰，更可理解，使它们比实际情况更确凿；也使医生能够采取行动。充满不确定性的生活是有局限的，会吓得人不敢采取行动。”这是医学实践的重要现实——不得不在不确定的情况下做决策。

对不确定性的另一种防御措施是服从文化和从医学院就开始的正统观点。这是学习期间固有的特点。

卡茨在医学院上大一时，一所杰出大学医院的老师给他们上课，告诉他们用肝素或香豆素这类抗凝剂来稀释血液是治疗肺栓塞的方法，用其他方法来治疗都不专业。在另外一所同样杰出的医院，学生被教导唯一正确的治疗方法是结扎发炎的静脉。

“本可以利用这种争议来培养对不确定性的认识。”卡茨说：

> 但是在两种情况中，老师都没有运用这种分歧，没人鼓励我们保持开放的心态。老师把两种方法作为确定的教条教给我们，要么采纳这种思想流派，要么采纳那种。我们被教导要根据神圣庄严但矛盾的规则来行医。在两种情况中，这些规则被强加给工作人员、学生和患者。20年过去了，情况依然如初。

人们可能认为，初级护理医生，比如全科医生、内科医生和儿科医生，最常遭遇不确定性，但洛克让我们看到了真相：专科会让人产生错误的确定感。回想一下在一家世界级的儿童医院，一群专科医生如何治疗希拉·斯坦恩。其中存在一系列未被意识到的认知错误。很突出的错误是确认偏误，医生们的注意力集中在支持既定诊断的数据上，忽视与之矛盾的数据。专科医生还容易受“诊断冲量”的影响，即一旦权威的资深医生做出了诊断，这个诊断就会被保持下来，因为“专家总是对的”。

术业有专攻，所以专家相信，与其他同行专家进行的治疗一定非常好。以前列腺癌为例，外科医生、放射治疗师、化疗专家在各自的贡献上常常达不成一致，对自己的方法的效果缺乏怀疑精神。所以，患者最先遇到的专家会建议患者选择他那个学科的疗法，但那不是真正的选择。如果患者看了所有专家，每位专家都毫无偏见地提出建议，他可能会做出不同选择。

正如洛克所说，理想的情况是，我们进行大型的临床试验，纠正专家意见之间的差异。这看起来简单，但其实忽视了人类生物学和患者需求的复杂性。

杜克大学的埃迪说：

从理论上讲，如果有可能在充足的条件下实施足够多的实验并观察结果，我们就可以管理不确定性。不幸的是，衡量医学操作的结果是我们面临的最大难题。我们的目标是预测在某种情况下，这种操作的运用及它对患者健康的影响。这样做会遇到的障碍至少有六个。核心问题是，人们对某个医学操作的反应存在天然的差异。我们尽力选出两个在所有重要的方面完全一样的人，对他们实施相同的手术，一个人死在了手术台上，另一个人没有死。因为这种天然的差异，我们只能谈论各种结果的可能性——如果存在某种疾病，检查结果呈阳性的可能性（敏感性）；如果没有病，检查结果呈阴性的可能性（特异性）；治疗本身会产生某种结果的可能性。

另一个问题是，很多操作会产生多种结果，只检查其中一种是不够的。例如，冠状动脉支架会改变患有三支血管病变的60岁老人的寿命，但它也会在术后几周里改变他的生活乐趣，他胸口疼痛的严重程度，他的行走能力和性爱能力，他和儿子的关系，他胸部的外观，还有他的收入。疼痛、失能、焦虑、家庭关系和其他结果都是值得考虑的，但对临床试验来说，这个清单太长了，很多项目没有被考虑进去或根本不可测量。

承认不确定性会破坏患者的希望，破坏他们对医生和医生建议的治疗的信心吗？矛盾的是，关注不确定性会提高医生的治疗效果，因为这证明他是诚实的，愿意为患者投入更多的精力，他实事求是，而不是找借口说一些半真半假的话，甚至满口谎言。如果最初的方法不奏效，医生更容易改弦更张，不断进行尝试。

不确定性有时对成功是非常重要的。

HOW DOCTORS THINK

避免陷入忽视不确定性的思维误区，医生需要：

- □ 切忌只关注正面的数据，忽视负面的数据
- □ 做决策时，并非所有结果都该重视，分清主次
- □ 不断反思，允许自己有弱点，重新构建问题，解决问题

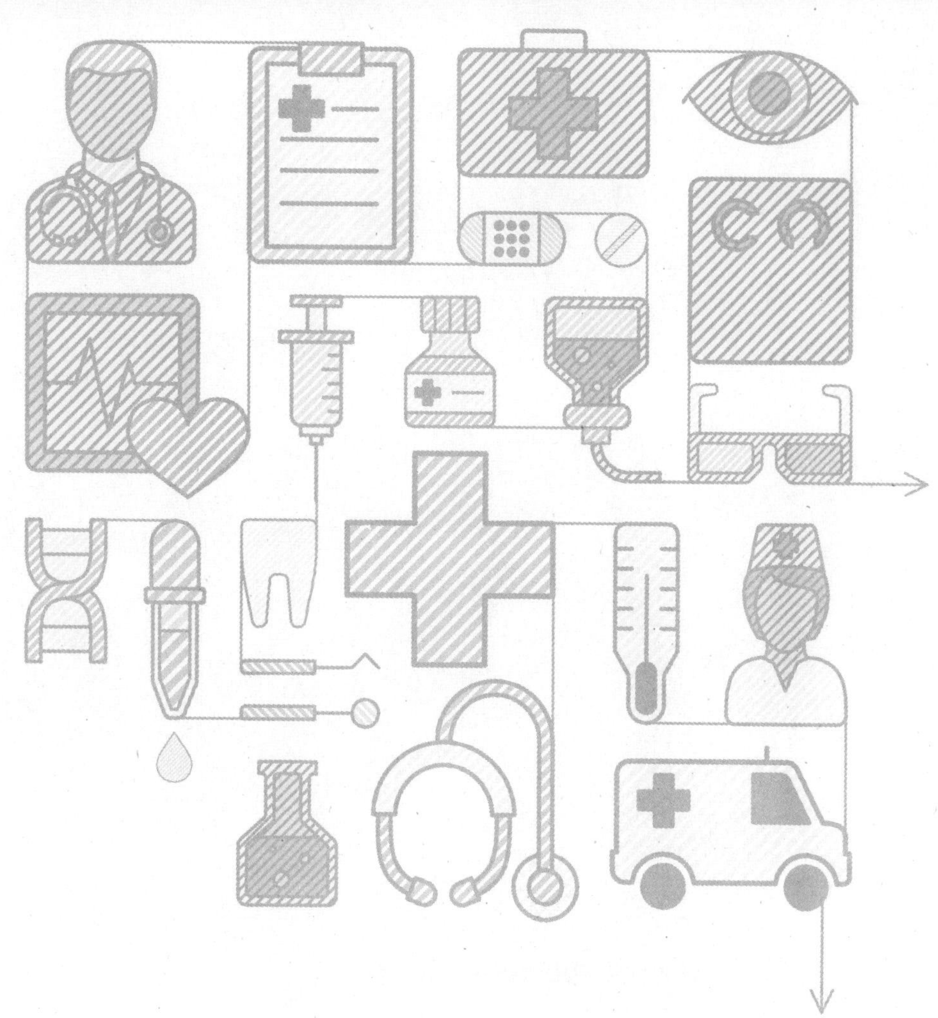

7

医生承认自己不知道有多难

HOW DOCTORS THINK

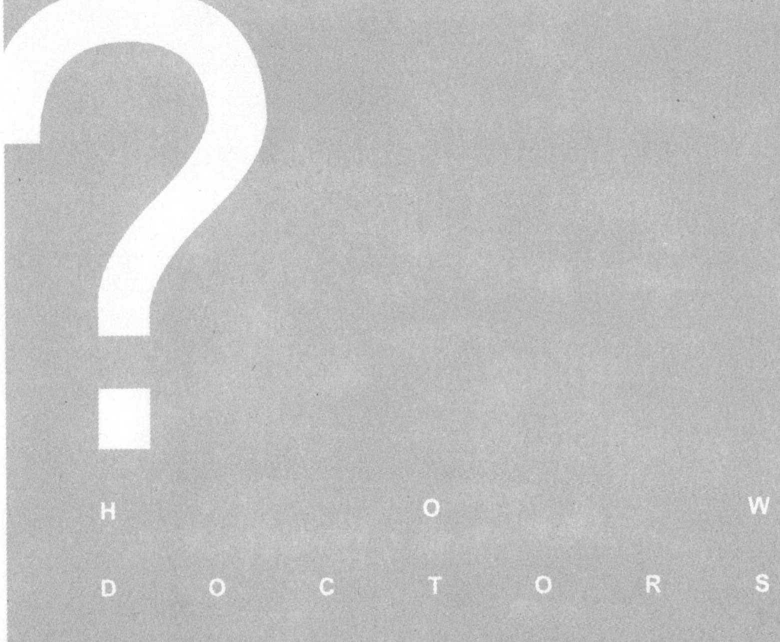

你认为医生更应该在哪方面进行提高：

A 技术和操作能力

B 与患者的沟通能力

C 对待患者的态度

扫码测一测你是不是对自己负责的患者，
获取全书答案和解析。

“无中生有”是医生最大忌

人的每只手由 27 块骨头、几十条韧带、肌肉和肌腱组成。这些部分协同工作，使我们能穿针引线，拉大提琴，打出左勾拳，操作手提钻，爱抚情人……

洛约拉大学的特里·莱特医生是一位手部外科医生。2005 年秋天，当我和他交谈时，他刚刚结束美国手外科协会主席的任期，准备开始担任美国整形外科协会的主席。不过在那时，这些荣誉与莱特医生曾担任芝加哥白袜队手外科医生的经历相比，黯然失色。在“投球和击球哪个更重要”的旷日持久的争论中，我对莱特医生支持哪一方毫不怀疑，当然是投球。

棒球只是我们交谈内容的一部分，因为我要利用这个机会探讨一种复杂的诊断困境。曾经有一位患者的右手又疼又肿，他平时用右手写字，用右手拿钥匙开门，日常生活中无数的事情也是用右手完成。在 3 年里，这位患者看过 6 位手外科医生，得到 4 种不同的诊断和治疗措施。这位患者就是我。

我的手的麻烦可以追溯到没有学习打字这件事上。五年级时，老师告诉我父母，我不是上大学的料，建议让我上职业学校，学门手艺。老实说，我不是模范学生，喜欢调皮捣蛋，上课不注意听讲，一直盼着下课。心理学家一定会给我贴上“注意力缺陷多动障碍”的标签，但当时我父母的结论是“shpielkis”，这是意第绪语，意思是“裤子里有蚂蚁”。我的父母没有听从老师的建议，但五年级的每个下午，我是在金属加工车间里度过的，没有上过打字课，因为我的父母认为我将来不会用到打字机。

10 年前，我买了我的第一台笔记本电脑。我笨拙地在键盘上敲击，一次连续敲了很长时间。很快，手腕患上了肌腱炎。休息了一段时间，当我再次操作电脑，疼痛再次发作。一年后我放弃了，重新用手书写，但是留下了病根，右手腕持续疼痛，但没有严重到需要治疗的程度。后来有一次在游泳池里，当我抬起右臂时，旁边泳道的人碰巧用力向下砸手臂，给我的右手腕重重一击。

我给青紫的手腕做了冰敷，一周后手腕又恢复了平时不那么剧烈的疼痛。几个月后的一天，在医院里我乘坐电梯，一个老妇人向电梯走来。看到电梯门开始关闭时，我本能地伸出右手，但太迟了，红外感应没有起作用，电梯门挤到了我的手腕。之后，我再次给手腕做冰敷。

莱特医生认真地听着，没有插话。我给他讲了导致我第一次去看外科医生的事件。电梯事件过了几周后，有一天我用手开果汁瓶的盖子，费了挺大劲，终于打开了，但是右手腕一阵剧痛。手变得又热又红又肿，动不了了。我吃了消炎药萘普生，并进行冰敷，几天后肿消了。但每次当我想多写几行字时，大拇指下方的手腕就会剧痛。我去拍了 X 光片，结果显示手腕处有囊肿，其实就是液体充满了舟状骨和月骨里的孔洞，它们是大拇指侧手腕里的两块小骨头。

我把看的第一位手外科医生称为A医生。A医生40多岁，在波士顿医生圈里小有名气，很多受伤的职业运动员找他看过病。他的等候室人满为患。在过了预约时间近两个小时后，护士终于把我领进检查室。其他五个房间已经有患者了，有的打着石膏，有的打了钢钉，有的戴着悬吊带。大约30分钟后，A医生进来了，他问我在哪儿工作，是哪种医生，类似在病床边问“姓名、级别、序号”。他一边听我的讲述，一边做了记录。A医生检查了我的手，当按压拇指下方的骨头时，我疼得往回缩。

“拍个X光片吧。”他说。

我说我在医院里已经拍过X光片了，但他坚持让我在他的诊所里再拍一张。一个小时后，他回来了。X光片和之前的一样。A医生说很多人的骨头里有囊肿，但没有症状。有的人的骨囊肿会表现出症状，有的人有患囊肿的遗传倾向，有的人的囊肿是退行性病变，由于创伤、劳损、运动或日常生活造成的。A医生建议我戴一个月的夹板，看看效果如何。

四周后，我回到他的诊室，又等了两个小时。我认真地使用夹板，但摘掉它洗澡时，手腕还是疼。A医生简单检查了我的手，让我在接下来的几周里不戴夹板，感觉一下右手腕怎么样，几分钟就结束了这次看病。

我逐渐开始用右手做事。拿比较轻的东西，比如一杯咖啡，就会觉得疼，但我坚持用右手。有一天，我用一只细笔写字，觉得手开始发热，几分钟后，它变得又红又肿，手腕打不了弯，稍微动动手腕就会非常痛苦，就像上次开果汁瓶盖一样。

我给 A 医生的办公室打电话，他的秘书让我第二天过去。A 医生看着我又热又肿的手，摇摇头。“做个磁共振扫描吧。”他说。

我问他认为是什么毛病。

“我真的不知道。”

奇怪的是，我竟然放心了。有些医生不愿意承认自己不知道。

接下来那周，A 医生和我一起查看了磁共振的结果。扫描图像以数字化的形式显示在电脑屏幕上，所以他可以放大不同的部分。他领着我“周游”了我的手，观看互相连接的骨头、韧带、肌肉和肌腱是很有趣的事情。磁共振显示了舟状骨和月骨里的囊肿。在骨头的白色背景上，囊肿就像月球表面的环形山，肿胀得挺厉害的，绳子一样的肌腱悬在液体的海洋中。A 医生依然无法做出诊断，建议我再把夹板戴上。

后来，我和特里·莱特医生回顾我的病史时，他对 A 医生的做法表示赞同。“最好说你不确定，花时间慢慢找出病因。我们常常不知道什么原因造成了手部的疼痛，因为如果你看得足够仔细，会发现几乎每个人的骨头上都有洞。”

夹板带给我暂时的缓解。在接下来的几个月里，手部最轻微的活动也会造成红肿、疼痛。我一年的时间里找 A 医生至少看过四次病。每次我都追问他，我的手到底是什么毛病。他疑惑红肿的手腕是否体现了某种潜在的系统疾病，比如狼疮或类风湿性关节炎；电脑使用过度造成的肌腱炎、游泳池事件和电梯事件的创伤是否根本不相干。我验了血，证明我没有能造成关节炎的系统性疾病。给手腕注射类固醇也没有用。

每次复诊我都坚持要求 A 医生给我答案，他只是耸耸肩。一年后，他说：

“我认为你的滑膜反应过度。”A 医生解释说，滑膜是手腕和手周围关节的内衬，如果过度敏感会无法承受哪怕微小的压力。过度反应的表现就是发炎。他建议我做个小手术彻底剥离滑膜。我问他滑膜对关节的正常功能是否至关重要，手术后是否会留疤。A 医生承认滑膜很重要，但最终会长出新的内衬，当然会留下瘢痕。

我不是骨骼和关节方面的专家，我从没听说过“滑膜反应过度”这种说法，莱特医生也没听说过。他说“这不是有记载的诊断，我不知道它是什么意思”。

A 医生已经黔驴技穷了。但是他没有诚实地说“我真的不知道”，而是编造出一个答案，还提出了一个可能造成伤害的手术：是时候找其他医生了。

我去邻州看了 B 医生。他是一个果断干脆的人，做事专注而审慎。他仔细地给我做了检查，赞同“滑膜反应过度”不是真正的临床疾病。他说他决心要找出问题所在并解决它。

B 医生仔细研究了 X 光片和磁共振上的每一处有趣的阴影和形状。除了舟状骨和月骨中囊肿之外，小拇指侧手腕的另一块骨头里也有一个小囊肿。通向小拇指的肌腱似乎也有轻微的错位。B 医生认为舟状骨里有发丝状裂纹，不只是囊肿。他说我需要做三个手术：第一个手术要固定裂纹；第二个手术抽干三个囊肿中的液体，填充上从髋部取出的骨移植物；第三个手术重新定位错位的肌腱。他说：“手腕就像一套齿轮传动装置，当一个或多个部件不正常或功能不良时，整只手都会不好使。”我想调整被卡住的齿轮，过度用力造成了肿胀和疼痛。

我问 B 医生三个手术的恢复期要多长，他说：“18 ~ 24 个月。”

特里·莱特医生说，要想恰当地评论B医生的建议需要先给我做检查，看一看磁共振图像，但用三个手术来修复磁共振上发现的每个问题，这种做法还是让他稍有踌躇。

“这是磁共振的问题，它给我们显示了太多的东西。”

我越来越沮丧，越来越渴望缓解病痛，但依然对三个手术的建议心存戒心。我的妻子帕姆也是一位医生，她担心长期的疼痛和无力会损害我的判断力，所以下一次看病时她和我一起前往。

为了就诊C医生，我不得不动用关系，因为他是美国最著名的手外科医生之一。其他医生常常会提起他，他的名字每年都会上当地的杂志，标题是《……最好的医生》。像A医生的等候室一样，他的等候室也是人满为患。医生办公室的墙上一般会挂着艺术品，帆船的摄影作品或描绘草地的画作，但C医生诊所的墙上挂满了牌匾，几乎没有空地。我看了几块牌匾，每块都证明C医生绝非浪得虚名。其中一块来自在里约热内卢召开的国际拇指异常大会，另一块来自在瑞士圣莫里茨召开的类风湿手指修复大会。牌匾旁边是镶在镜框里的会议日程，C医生是这些会议的特邀演讲嘉宾。

迎接我的是一位矫形外科的住院医生，他二十五六岁，带着孩子般的笑容，穿着布鲁克斯兄弟牌的服装。住院医生拿过我的病历，查看了我的X光片和磁共振，准备向C医生介绍我的病情。C医生走进房间。他对我和帕姆点头问候，然后站在我面前，拿起我的右手，开始进行检查，同时听住院医生叙述我的看病经历。

“X光片在哪儿？”他问。住院医生把X光片递给他，没说一句话。C医生快速走出房间，住院医生跟在他身后，他速度快得好像穿着轮滑鞋。

不超过 5 分钟，C 医生回来了。“我们需要做关节镜检查。”他说，这意味着要把一个像柔韧的望远镜一样的设备插入我的手腕，目的是看实际的骨骼和韧带，“我会让住院医生来安排。”C 医生转身离开了。

“我知道您很匆忙……”我试探着说。

“匆忙？你为什么认为我很匆忙？”C 医生回击道。

“嗯，您能否告诉我，您认为可能是什么病，用关节镜能查出什么？”

“做关节镜的时候我才会知道出了什么问题。”他说，然后离开了房间。

住院医生坐下来，拿出一张纸，要我在上面签字，同意做关节镜。

帕姆一直没有说话，和我用眼神交流着。在我看那张纸时，她开始向住院医生提问，礼貌但尖锐。她想知道这项检查需要多长时间，每种并发症的可能性，不只是列出可能的并发症，需要多长时间恢复。帕姆告诉过她的患者，任何医学干预都不是完全无害或无风险的。住院医生回答时声音紧绷，他不习惯在 C 医生的地盘上成为主要的说话人。检查大约需要 20 分钟，不包括麻醉等准备工作，需要麻醉手臂的神经。主要并发症有疼痛和肿胀，很少发生感染。彻底恢复大约需要 2 ~ 3 周。

我没有签字。我觉得很茫然，托了几个人才找到 C 医生看病，他像一阵风一样掠过，没有停下来分享一点他广受赞誉的才华。帕姆继续问那位住院医生，如果 C 医生认为骨头里的囊肿造成了疼痛、肿胀，他会插入什么样的骨移植物？

“不，我们不会插入骨移植物，”住院医生说，“我们会融合骨头。”

帕姆和我心照不宣地互相看了一眼。我们都在麻省总医院受过培训。

在遇到复杂的情况时，资深医生教给我们选择一种治疗，而不选另一种治疗的基本原则是，麻省总医院一位杰出的医生“就是这样做的”。这是既定的智慧，就像从上天掉下来的。当我们离开波士顿，来到加州大学洛杉矶分校，我们发现了另外一类既定的智慧。加州大学洛杉矶分校的一位杰出的医生有他解决相同的临床问题的方法，但令我们吃惊的是，这种方法可能完全不同于麻省总医院的方法。在加州大学洛杉矶分校，医生们同样会充满恭敬地谈到这种方法，好像它也是从上天掉下来的。

“我真的很想听一听C医生的想法，”我对住院医生说，“我不知道他是否知道我们都是医生。”

住院医生说他会试着把C医生找回来。20分钟后，C医生回来了。“很高兴认识你。”他说，虽然不是非常从容，但不像之前那么匆忙了。C医生开始列举我在波士顿、洛杉矶学习和从医期间可能认识的人的名字。不出所料，我们果然有几个共同的熟人。

帕姆问C医生，他认为我的手腕主要是什么病。“软骨钙质沉着病。”C医生答道。

软骨钙质沉着病

软骨钙质沉着病也被称为假性痛风，钙晶体沉着在软骨中，使原本柔韧的组织变得僵硬、发炎。晶体还会漂浮在关节腔的液体中。

“不能通过 X 光片看到钙质沉着吗？” 帕姆问。

“有些病例是 X 光片查不出来的。” C 医生答道。

“那么骨囊肿呢？”

C 医生再次表示在做关节镜检查时，他会“搞清楚它们”。

C 医生开始坐立不安，然后他拉起我的左手，握住它表示应该结束这段对话了。“我的住院医生会处理，别担心。”

但是我很担心，帕姆也担心，我们俩都有些灰心失望。我们满怀期待而来，但 C 医生让我们的期待落空了。很多年前，因为运动损伤，我出现严重的背痛，外科医生说他们要研究一下我的脊椎，然后找出问题。病痛的折磨让我冲动地选择了手术。他们最后融合了脊椎骨，这让我变得虚弱无力。回想起来，我对自己的责备更甚于对外科医生，因为是我逼迫他们想出解决方法，而当时并没有明显的解决方法，因为疼痛的原因并不清楚。那场灾祸“修理”了我。C 医生看病的过程让我有似曾相识之感。

但 C 医生世界闻名，是国际会议上的特邀演讲嘉宾。于是我找来一本标准的医学教科书，查看关于软骨钙质沉着病的章节。之前的检查完全没有显示软骨钙质沉着病。如果 X 光片查不出钙质沉着，那最简单的方法应该是用小针从关节中抽取一点液体，而不是做关节镜。治疗软骨钙质沉着病的方法包括服用像萘普生这样的消炎药，或是往关节中注射类固醇。这两种方法我都试过了，没有效果。莱特医生赞同我的这些想法。软骨钙质沉着病解释不通。

“如果认为某人患有软骨钙质沉着病，不需要做关节镜检查，服用像吲哚美辛这样的强效消炎药就可以了。” C 医生虽然没像 A 医生那样编造出

“滑膜反应过度”，但他的诊断也相当别出心裁。我决定什么都不做。

将近一年过去了，我没怎么用我的右手。我不写字，而是用口述记录机，我完全放弃了电脑。偶尔稍微用一用也会引起发作，比如写了三四张支票后多游泳了几圈，我的手会变得又红又肿，非常疼痛。我会进行冰敷，戴上夹板，几天后炎症就会消退。

动脑子比“动手”重要

一位年轻的手部外科医生来到波士顿，我称他为 D 医生。在资深医护人员的口中，他是一个炙手可热的高手。我有些好奇，预约了他。D 医生热情、和蔼，专心地听我讲述一连串的受伤事件和偶尔发作的炎症。让我吃惊的是，他不仅检查了我的右手，还检查了我的左手。然后他说需要给两只手都拍张 X 光片，而且不只是静态手的 X 光片，还要拍我弯曲手指，好像在紧紧抓着什么东西时的片子。这是头一次有医生关注我的左手腕，想拍手在被使用时的骨骼 X 光片。

“跟我猜测的一样。”D 医生说，语气里没有一丝傲慢。他把 X 光片放到灯箱上，给我看右手处于抓握姿势时舟状骨和月骨之间的空隙变大了，而左手没有发生这样的改变。

“我认为舟状骨和月骨之间的韧带发生了部分撕裂，或者至少是功能不良。”他说。右手稍微用力就会疼痛的原因是松弛或撕裂的韧带导致骨骼之间的摩擦。他继续解释说，可能有从囊肿进入关节的通道，它们的作用就像有细细运河的湖泊。当囊肿里的液体承受压力时，液体会通过这些运河被挤压到关节里。这导致了发炎。

D 医生的解释在我听来是合理的。但磁共振没有显示韧带有问题，也没显示有从囊肿发出的通道。D 医生回答说，尽管磁共振没有显示，但他打赌韧带不正常，且囊肿和关节之间有连接。他继续说，医生太依赖这类复杂的成像技术了，所以如果它们和临床情况不一致，有时你必须忽视他们的发现。如果不修复韧带，只是用骨移植物填充囊肿，长期效果可能不会很好，因为松弛的关节会继续产生摩擦，导致疼痛。D 医生建议从我的髋部取骨移植物，填充到囊肿里，并修复韧带。至于磁共振成像显示的其他异常，也就是 B 医生想纠正的问题：连着小拇指的肌腱和其他骨头里的小囊肿，D 医生认为不应该对它们动手术。他说，对于 50 多岁的人来说，敲击电脑太用力、经常运动、在电梯里笨手笨脚，会造成手部的这些劳损，并在磁共振中呈现出来，但是修复它们所造成的伤害可能大于益处。

D 医生看起来很冷静，能独立地思考，当技术和患者的病史、体检结果相冲突时，他不会盲信技术。他是对的吗？我决定姑且认为他是对的，于是问他做过几次他建议的手术。他停顿了一下说："一次。"然后他详细解释了一下，说他在其他医生监督下做过几次，只独立做过一次。他刚开始执业。

在听完 D 医生的想法并和 B 医生的想法进行比较后，莱特医生说："当患者有疼痛感时，医生会很纠结。在磁共振图像中可以看到很多问题，但说不清到底哪个问题引发了症状。于是你开始思来想去。磁共振是很了不起的技术，但可恨的是，它会在每个人身上都发现一些异常。很多时候，判断磁共振发现的异常是否导致了疼痛，会把我难住。那真的很困难。"

莱特医生继续说，关键在于"把所有信息汇总起来，包括患者的症状、体检中的发现，以及磁共振或其他 X 光片中看起来有意义的发现。它们必须共同形成一个一致的结论”。他所描述的其实就是模式识别，他还说，如果没有明显的模式，外科医生就陷入了困境。“此时拿起手术刀做手术完全是错误的。”然而，这就是 A 医生、B 医生、C 医生在没有识别出一致的模式时就准备要做的事情。

“我会做出 D 医生的诊断，舟月关节脱位。”莱特告诉我，这是松弛的韧带导致骨头偏离正常位置的科学术语，“患者常常像你一样带着一大摞 X 光片过来。我告诉他们我需要拍一张他们握拳时的 X 光片时，他们会说：‘其他医生已经把所有可以拍的 X 光片都拍了。’然后你查看他们的舟状骨和月骨之间的关节空隙，空隙大的简直不敢想象。关键在于你必须想到这种病。”

为什么用了三年时间才“想到它”？

莱特说没人教给他怎么“想到它”，他是通过仔细观察资深的外科医生学到的，通常是在手术室里一对一地观察，然后开始模仿那些头脑清楚、效率高的医生。他还会在手术室里观察那些头脑不是特别清楚或不是特别高效的外科医生。他努力发现两者之间的差异。

“在很大程度上这是一门艺术或者说一个行会，你是学徒，要和老师傅边干边学。”他说。

莱特又说，尽管传统智慧认为外科医生必须有一双巧手，**外科手术的成功离不开灵巧的双手，但其实机敏的决策更重要**。“当然，如果你笨手笨脚，在手术室里也会玩不转。”莱特说。良好的手眼协调确实有帮助，但莱特提到了保罗·布朗医生写的文章《少于十》。布朗医生之前是一名军医，在康涅狄格州哈特福特市行医。布朗对遭受手部损伤的外科医生进行过报道，这些医生有的失去了部分或整个手指。“当然有一些技术要求很高的操作，需要非常灵巧，比如缝合小血管。”但是除此之外，正如布朗的文章所写，回旋余地其实大得惊人。大多数外科医生属于熟能生巧。他们最大的差异不在于技术，不在于喜欢哪种缝法或在某种环境中喜欢用哪种设备，而在于他们如何构想患者的问题，如何思考应该做什么手术，不应该做什么手术。外科医生的脑子比手更重要。

普通医生常承诺，高明医生重坦诚

特里·莱特是在耶鲁纽黑文医院接受的培训，实习期间跟着理查德·塞泽尔医生工作。塞泽尔不仅是著名的外科医生，也是著名的作家。他告诉年轻的特里·莱特，外科医生必须对手术非常有信心，或者就像塞尔泽所写，有“对另一个人拿起手术刀的胆识”。莱特承认，外科医生需要一点虚张声势。

我告诉莱特，我开始了解医生常用的认知捷径，以及有时“一定程度的虚张声势”如何影响认知。莱特和我一起探讨了给我看病的几位外科医生的思维陷阱。

A 医生的表现属于“承诺偏误”（commission bias），即倾向于采取行动，不愿意什么都不做。这种错误更有可能发生在过度自信的医生身上，他们自我膨胀。不过当医生无可奈何，屈服于“做点什么”的冲动时，也会发生这种错误。这种错误并不罕见，患者施加的压力会引发它，对医生来说，抗拒这种错误并不容易。我的指导人之一琳达·刘易斯医生曾说：“什么都不要做，就那么站着。”当时我正在对一个诊断拿不准。我对特里·莱特说，这是很少见的情况，资深医生明确地提出，让我小心可以被归为认知错误的事情。这是刘易斯医生严肃提出的禁令，是她几十年从医经验的积累，像老师傅一样传给了徒弟。刘易斯解释说，患者不会期望医生什么都不做，这也不是医生对自己的期望，但有时什么都不做是最好的做法。

B 医生犯了另外一种认知错误："搜寻性满足"（satisfaction of search）。这种倾向使人一旦找到点东西就停止搜寻。我们可以拿日常生活中的事情来做类比。比如你准备离开家去上班，乘火车的时间已经很紧了。或许前一晚回家太晚了，或者晚餐时酒喝得有点多，或者和你的处于青春期的孩子发生了争吵，反正你脑子想的都是这些事。你找钱包，它不在平时放钱包的地方。找来找去，终于在床头柜上找到了它。找到钱包，把它装进口袋，如释重负，现在你要去赶火车了。

回到医生诊治患者的问题上。医生需要解释患者的症状。他搜寻解释，他在体检报告、实验室检查或 X 光片中发现了一些问题。这就是 B 医生一下子认定磁共振中的囊肿时发生的情况，就像找到了床头柜上的钱包。问题是，可能有更多需要被发现的事情。帕特·克罗斯凯利医生是这样说的："找到某东西会让人心满意足，但只有把所有问题都找出来才最令人满意。"你把钱包放进口袋，走出家门，关上门，向你的车走去，准备开车去火车站。你意识到钥匙链不在兜里。现在你不仅没有车钥匙，而且已经关上了房门，因为没有家门钥匙，没法进家。找到钱包让你很高兴，你就不再动脑子了，没去想还有什么东西没带。

D 医生避免这类错误的方式是，问自己除了 X 光片和磁共振上看到的东西之外，是否还有更多可以发现的东西。他不断搜寻，因为他不满足于眼前的东西，它们不足以解释患者的所有症状。为了到达需要去的地方，他不仅要找到钱包，还要找到钥匙。

D 医生避免的另一个思维错误是“垂直思维”（vertical line failure），比较常见的说法是“循规蹈矩的思维”。尽管“跳脱框架的思维”已经被说滥了，但它依然说明打破常规的“横向思维”的重要性。这里的“框架”就是磁共振这种令人敬畏的技术，它局限了医生的思维。**当数据和临床发现不是很匹配时，医生需要一些创意和想象，不要墨守显而易见的结果。**

凯伦·德尔加多医生是一位内分泌和新陈代谢领域的专家，她在她那个城市小有名气，因为她具有横向思维，做出了需要创意和想象的诊断。我问她是怎么学会这种思维方式的，她说她不确定，但做实习医生时，她喜欢玩一种思维游戏。在遇到诊断明确又明显的患者时，她会停下来问自己：“还会是什么？”有时她想不出其他诊断。显而易见的诊断就是答案。但偶尔她会在头脑中重新组织数据，形成另一种似乎合理的诊断，就是同样可以造成患者症状的另一种模式。如果这被证明是事实，她会进一步搜索。她谨防一开始就满足。搜寻往往毫无成果，最初明显的诊断是正确的。但偏离垂直思维、突破框架，有时对反驳最初的诊断非常重要，或者对发现不止一种诊断非常重要。有的患者有多种问题，需要做出多种诊断。这有违久经考验的“奥卡姆剃刀原理”。

奥卡姆剃刀原理

又称“奥康的剃刀”，是由 14 世纪英格兰的经院哲学家、逻辑学家、圣方济各会修士奥卡姆的威廉提出来的，也被称为“简单有效原理”。

莱特医生说，在手术室里，手术前会做关节镜，其他医生可能会发现D医生的发现，就是韧带不发挥作用，舟状骨和月骨之间的关节变形了。“但是我指出，如果医生告诉你‘我会在手术室里发现究竟是什么问题’，你不会对他信心倍增。”莱特说，如果医生对患者开诚布公，说明他知道什么，不知道什么，什么是确定的发现，什么依然不明确，他能解释哪些症状，暂时不能解释哪些症状，这反而能增加患者对医生的信心。

设想C医生这样来表述，并解释说他会在手术室里评估手腕的动态功能，因此可以判断哪些关节脱位了，而不是说“交给我好啦”。他至少能让我看到他有开放的态度，而不是甩出一个不恰当的诊断：软骨钙质沉着病。类似地，如果B医生能像莱特医生一样，告诉我磁共振有可能小题大做，显示出手部的异常，但我们不应该只看表面，那么他会让我信心大增，或许他也就不会想出要做三个手术的方案。

好医生懂得“利用”患者

我参考了D医生的建议，而且另一位手外科医生也给出了类似的诊断，他是我的朋友。几周后，我听说另一个城市的骨科中心在对新的磁共振仪器进行β测试（只提供给特定用户群来测试使用），新仪器的分辨率更高，能更清楚地呈现手的骨骼、韧带和肌腱。我对新技术的能力感到好奇，也想知道它是否能展现出D医生的分析。我参加了实验性质的扫描。正如D医生的预测，舟状骨和月骨之间的韧带劳损，而且松弛了。此外，一些小通道从囊肿延伸出去。我询问了骨科中心的朋友，了解到E医生比D医生多30来年的经验，做过几十次这样的修复手术。

我去见了E医生，他的言谈很正式，没有闲聊。他说关节镜和手术会一次完成。另外，他使用的是一种新型的合成骨移植材料，所以不需要切开我的髋部来培养骨片。最后，手术很成功。经过 5 个月的康复，我的手腕健康程度恢复了 80%，不是 100%。用力开罐器引发了肿胀和疼痛。“你有关节炎，”E 医生用他惯常的严肃口气说，“要小心，它有局限性。”

莱特医生认为这是另一条外科医生应该告诉患者的信息，尤其是在手术前。莱特说：“完美是良好的敌人，外科所做的一切都不完美，都是一种折中。”“手术后能恢复 80% 已经相当好了。”他说。老实说，我曾希望恢复 100%，就像大多数患者希望恢复到最初的状态一样。这往往是不现实的。莱特强调说，虽然你无法预测手术对某个患者的效果，但你应该直言相告，不要粉饰得太美好。

这需要的诚实程度非比寻常，因为它要求医生收起自己的自负。在这里，我们会进行一下对比。一种是塞泽尔所写的“健康的自负”，是医生对另一个人动刀所必需的“自负”：相信自己在手术室里能做出正确的判断，手术会做得干净漂亮。另一种是不健康的自负，把手术刀想象成魔法棒，能够完美地修复生病的身体。在当今社会中，这种诚实很吃不开。患者消费医生，有些医生很热衷于营销自己，他们知道如果把自己的工作宣传成极品，推销会更容易，就好像能完美地驶出高难度的曲线，能无缝换挡的豪华轿车。而我伤痕累累的手就像 1952 年产的斯图贝克车，在车行里能做的事情就那么多——它怎么也变不成崭新的雷克萨斯。

“手外科的一个有趣之处是，”莱特医生说，“每个患者来看病的时候都带着他的故事，你破解这个故事，不仅要判断出自己能为他做什么，还要判断出自己不能做什么。”

“在外科医生职业生涯的早期，技术非常重要。当你还是受训的住院医生时，你对自己说：‘刚才我第一次做了完整的髋关节置换手术，我感觉棒极了。’哦，我的天啊，太有成就感了。我记得第一次接手指，看着它渐渐有了血色，太奇妙了。随着你逐渐成熟，当患者回来告诉你，他的手指功能好多了时，你会有成就感。带来成就感的不是外科手术本身，而是开心满意的患者。为此你必须提前解释清楚患者可以期望什么。再后来，有些患者来要求你给他们做某个手术，尽管手术对其他人的效果会不错，但你知道他们不会满意。”

莱特医生在揭示经验丰富的专家级医生的想法：他们的想法和患者的一致。我们也应该帮助患者，使他们的想法和医生的想法一致。

最后的结果挺好是因为我是医生吗？我本身是医生，我娶了个医生，这显然给我带来很大优势。但引导我三年漫长的求医之路的主要原因是之前失败的脊椎手术。是的，我的医学知识有帮助，但常识是关键。“如果用通俗易懂的语言解释，生物学或医学没有什么复杂到外行理解不了的东西，又不是量子物理学。”琳达·刘易斯医生在一次查房中说。

关于我的手有什么毛病，有一套简单易懂的解释。创伤引发了囊肿，用力敲击计算机键盘、游泳池里的“空手切”、电梯门的夹击，导致手的舟状骨和月骨劳损。所有这些破坏了骨骼的“矩阵”，使它们充满了黏性的液体。我用力开果汁瓶可能进一步造成了韧带损伤。杜撰出来的“滑膜反应过度”听起来很科学，外行可能一下子被唬住了。很多医学术语来自拉丁语或希腊语，它们会给人毫无根据的权威感。但是如果外行和另一位专家聊聊，或在医学书上、网上查一查，他们很快会发现“滑膜反应过度”不存在。

B 医生很好心，但不够稳健。有时少就是多，多可能是太多。强烈地想要纠正所有的异常，哪怕这些异常并不特别令人困扰，会在行医中造成不理性的理想化。正如特里·莱特所说，完美是良好的敌人。

患者可以通过提出问题来帮助医生。如果医生提到手术可能造成的并发症，患者可以问并发症发生的概率；如果医生谈到手术会造成疼痛和长期不适，患者可以让医生比较一下这种疼痛和奴弗卡因麻醉下拔牙，或其他令人不舒服的事情；如果医生建议做一种检查，患者可以问为什么要做检查，通过检查能查出什么，查出来的概率多大，重要的是，查出来又会怎样。当患者这样问时，有些医生会不耐烦，有些甚至会发怒，因为他们回答不出来所有的问题。有些医生会耐心地解答简单、直接、合理的问题。这类回答反映了医生对你的病到底了解多少，有多少还不清楚。

D医生是一位英雄。他不仅有独立的思考，找出了我不寻常毛病的根源，而且质疑了当今的“高科技之神”磁共振扫描。他在自己的履历上很诚实。他本可以不直接回答我的问题，而可以说“以前我成功地做过这种手术”这样的话，这也是事实，尽管就一例。

特里·莱特相信D医生会越来越优秀，因为敏锐的头脑在指引着他的手。

HOW DOCTORS THINK

避免陷入搜寻性满足的思维误区，医生需要：

- □ 汇总所有信息，包括患者症状、各种检查等，形成统一结论
- □ 向资深的医生取经，比如一对一的观察、模仿等
- □ 不随便向患者做承诺
- □ 当数据和临床发现不匹配时，及时跳脱框架思维模式

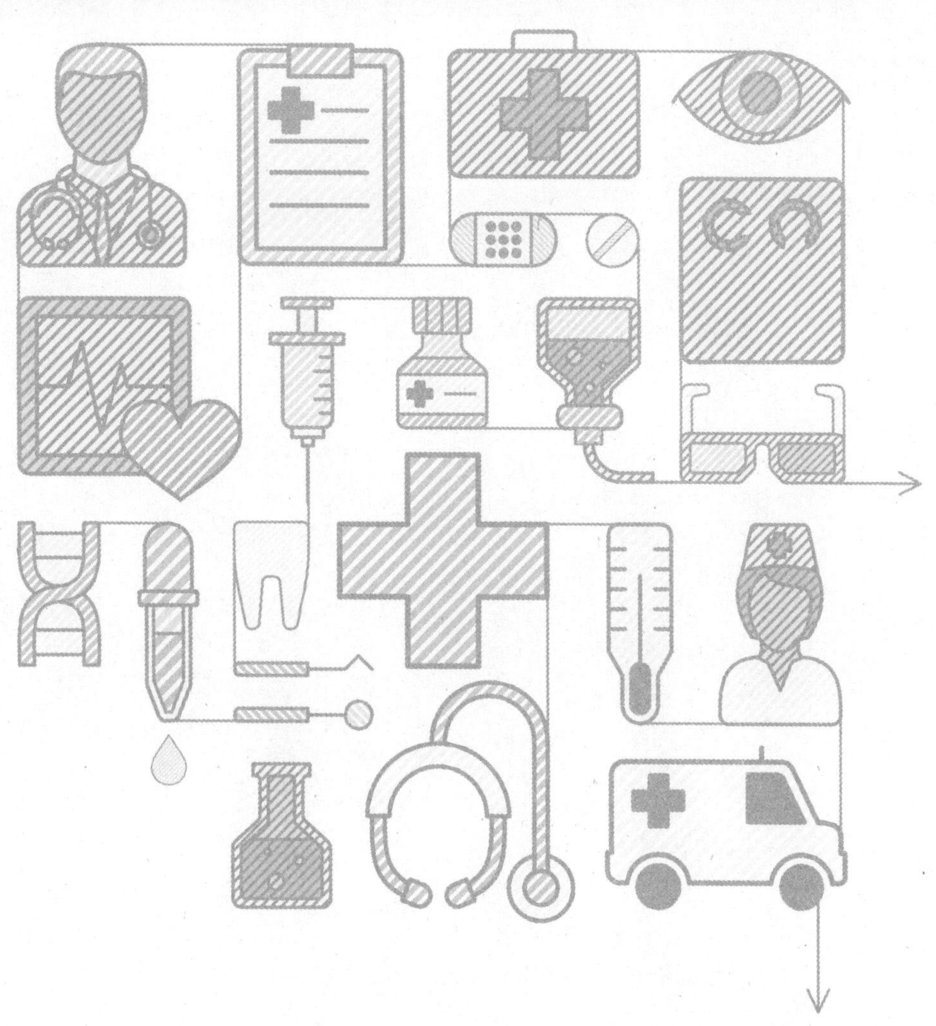

8

医学技术：用对能救人，过犹则不及

HOW DOCTORS THINK

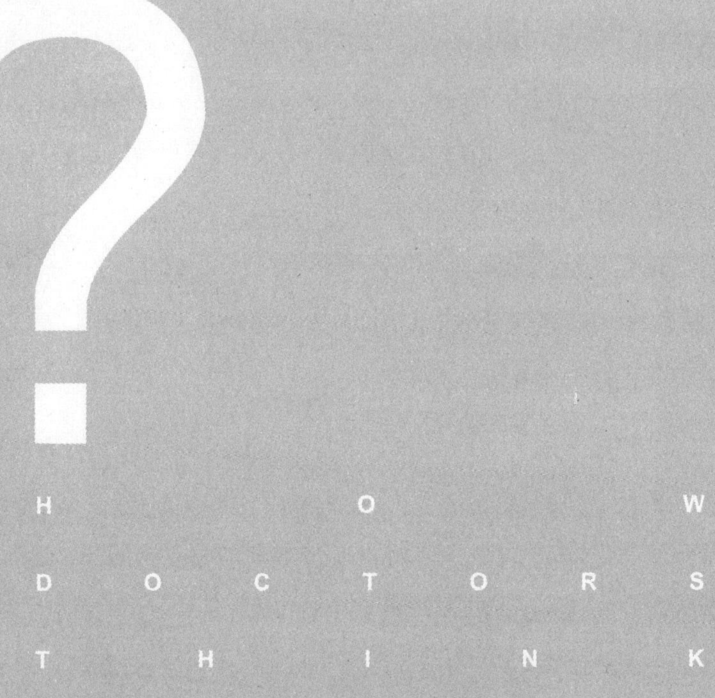

你如何看待现在越来越尖端的医疗技术：

A 医学发展的必然，医生都应该学以致用

B 会影响医生专业能力的培养，对此很担忧

扫码测一测你是不是对自己负责的患者，
获取全书答案和解析。

当心两大失误：假阳性与假阴性

初级护理医生在确定哪些就诊者是健康的，哪些就诊者患有何种疾病时，经常会求助像丹尼斯·奥维格这样的医生。奥维格医生在旧金山北部的马林综合医院工作，尽管他在诊治上举足轻重，但很少有人见过他。事实上，奥维格医生大多数时候独自坐在黑暗里。如果他的办公室有窗户，他会看着外面的美景，那是美国最好的风景之一。从医院可以看到塔玛佩斯山的雄伟景观。米沃克族人给它取了这个名字，因为起伏的山峦很像沉睡的少女。桉树掩映着医院，常常有微风拂过树枝。然而，奥维格医生故意与周围环境隔绝，因为他是一位放射科医生。他的注意力不应该被任何东西从三台监视器上吸引开。一般来说，他每天都会解读监视器上的数字图像：显示心脏、肺、肋骨和锁骨的胸部X光片，揭示良性肿瘤或恶性肿瘤生长的乳房X光片，展现器官、血管和骨骼结构的CT和磁共振。

“放射学被分解成两个过程：知觉过程和认知过程。”他说。这意味着放射科医生需要先观察，然后再分析他的观察结果，也就是对发现的东西进行解释。在工作日，这两个过程每时每刻都在重复。就像初级护理医生，他也有可能遗漏重要但模糊的事情：组织轮廓的改变或器官密度的改变。就像麦克沃伊医生和其他医生的情况，放射科医生的工作量巨大。10 年前，在私人诊所，像奥维格这样的放射科医生一年评估 1.2 万 ~ 1.5 万个病例。估计现在的工作量达到了 1.6 万 ~ 2.5 万。有的病例只有少量的图像，有的则包含成百上千张图像。例如因为发烧、咳嗽看急诊的患者会拍胸片。每个患者拍两个姿势：一个是胸部贴紧探测器的平板，另一个是从胸部侧面拍。因此对于这样的病例，放射科医生需要评估两张图像。当急诊医生怀疑患者患有阑尾炎时，会开腹部 CT 检查单，形成的图像有几百张，放射科医生要从中选择关键的图像进行分析。

所以，这需要放射科医生快速地浏览并分析图像。从第一印象中得出的结论，也就是所谓的“格式塔”，这被认为是受过良好训练的标志，很像急诊科医生称赞的“不假思索的反应”。“我在旧金山加州大学学医，”奥维格告诉我，“它在全国的医学院排名很靠前。但我认为，培训中存在缺陷，后来从同事那里得知，不仅加州大学存在这样的缺陷，很多医疗中心都有。”他们教新手在 X 光片上系统化地查看每一个解剖结构。但这种训练的目的是使他们获得大量专业知识和技能，不必一点点地分析图像的每个部分，一眼就能看出哪儿不正常。

“一段时间后，当你审视图像时，应该能一眼识别出来。”据说培养这种知觉和认知模式的原因在于适应放射科医生巨大的日常工作量。确实，放射科的很多医生非常依赖第一印象格式塔，看几秒钟图像就能找到异常，得出结论。奥维格很快意识到，虽然这种方法通常很有效，但许多放射科医生，包括经验丰富的放射科医生也会漏掉重要的发现。他对格式塔的担心不仅来自他自己的工作经历，也来自医学文献中的研究。

芝加哥州立大学的 E. 詹姆斯·帕琛医生对放射科医生解读胸片的表现进行过研究。研究使用了 60 张胸片，包括一些重复的胸片。当问放射科医生“胸片正常吗？”时，10 次当中大约有 2 次，他们的意见不一致。当同一位放射科医生日后再看同样的 60 张胸片时，他有 5% ~ 10% 的可能性改变原来的分析。这被称为“观察者内易变性”（intra-observer variability）。

值得注意的是，60 张胸片中有 1 张属于一位失去左侧锁骨的患者。用这样的胸片可以评估放射科医生是否能注意到胸片上少了什么，而不是只寻找正面的发现——我们天生倾向于关注正面的数据，忽视负面的数据，就像詹姆斯·洛克特别指出的那样。结果，60% 的放射科医生没有发现患者少了一根锁骨。当研究者告诉放射科医生，这 60 张胸片来自初级护理医生做的“年度体检”，目的是筛查一些重要的疾病，比如肺癌，依然有 58% 的放射科医生没有发现锁骨的缺失，他们得出的结论是没有异常。当研究者告诉他们拍这些胸片是为了发现癌症时，83% 的放射科医生注意到了锁骨的缺失。这说明，特定的临床线索能够显著改善放射科医生的表现，因为他们会系统地搜寻特定的疾病，而不是依赖第一印象。

帕琛的研究最有趣的结果之一是对前 20 名放射科医生与末 20 名放射科医生进行比较，前 20 名放射科医生的诊断准确率接近 95%，末 20 名医生的诊断准确率为 75%。最令人担心的是每组医生对自己分析的自信程度。表现糟糕的放射科医生不仅准确率低，而且非常相信自己是对的，哪怕他们已经犯错了。

“分不清正常和异常胸片并不会减损他们的自信。”帕琛写道。他的研究还测量了医生分析一组胸片需要花费的时间，把它作为检验医生果断性的一个指标。“在做决策时，所有的医生都具有特点鲜明的管理不确定性的极限方法。有些医生是‘冒险家’，他们更有可能犯假阳性的错误。”这意味着他们会“过度解读”图像，把正常的说成不正常，即假阳性。“有些医生‘厌恶’风险，他们更有可能犯假阴性的错误。”这意味着他们过于谨慎，会把疾病归入正常，即假阴性。“还有些医生没法做决定，他们更有可能得出模棱两可的结果，在得出结论前，他们常常需要看更多的片子。”

具有讽刺意味的是，帕琛指出，根据他对放射科医生的研究，“如果看片子的时间太长，你伤害患者的风险就会越高”。他发现大约 38 秒钟后，很多放射科医生会“看到根本不存在的东西”。本质上，他们得出了假阳性的结论，开始把正常的说成不正常。帕琛认为这反映了他们对自己看到的东西的不确定程度。正如我们在洛特尔和霍尔的研究中及在克罗斯凯利的文字中看到的，即使是对放射科医生这样不直接接触患者的医生，性格对诊断的准确性影响巨大。

无论是关于观察者内易变性还是观察者间易变性，都有大量的先例。例如，为了筛查肺结核，对胸片进行分析，大约存在 33% 的观察者间易变性，20% 的观察者内易变性。在乳腺 X 光片的研究中，110 名放射科医生对 148 名女性的乳房 X 光片进行分析，患有乳腺癌的患者被准确诊断的比例为 59% ~ 100%，没有患病的患者被诊断为正常的比例为 38% ~ 98%。总之，准确率的范围为 73% ~ 97%。

过度解读和过于谨慎都不可取

最近，杜克大学医疗中心高级成像实验室的伊赫桑·萨梅总结了各种放射检查的结果。“在解读医学图像时，平均的诊断错误率为 20% ~ 30%。这些错误，无论是假阴性还是假阳性，对患者的诊治都具有很大影响。”那么问题来了，放射科医生如何才能提高他们的诊断准确率呢？

事实上，不仅放射科医生在观察和分析上的差异很大。杜克大学的埃迪记述了体检结果的差异，尤其是发绀，即脸和手指发青，暗示血氧水平过低。“研究者对22名医生进行了研究，评估他们诊断发绀的能力。研究中有20名患者，最后通过直接测量血氧水平来验证医生的诊断。只有53%的医生确定地诊断出血氧水平极低的被试患者有发绀，26%的医生误把血氧水平正常的被试患者诊断为发绀。”

与之类似，医生对心电图的解读也会有很大差异。一群专家收集了100张心电图，其中50%的心电图显示出心肌梗死，25%是正常的，其余25%存在其他的异常。这些心电图被分给10位心脏病医生，目的是测试他们的诊断能力。显示心肌梗死的心电图比例存在50%的变化。如果你患有心肌梗死，去看A医生，他有20%的可能性会看不出来。如果你没得心肌梗死，去看B医生，他有26%的可能性说你得了心肌梗死。即使专科医生在查看像心电图这样的常规检查时，他们的结论也会存在很大分歧。

医疗设备不一定能得出最可靠的答案。13名病理学家用显微镜观察1 001个子宫颈活检样本，过后再次观察。平均来看，每位病理学家同意自己第一次的结论的概率仅为89%。对一组资深病理学家进行的测试发现，这一概率仅为87%。对于子宫颈异常的患者，医生在重新思考自己之前的结论时，赞同第一次结论的只占68%，而资深病理学家只有51%同意晚辈的结论。虽然病理学家通常能很好地分辨明确的癌组织和明确的正常组织，但辨别癌前病变的准确率不太高。

奥维格通过放慢观察和分析来尽量避免错误。他避免错误并实现系统化的机制是口述报告。口述之后会使用高度结构化的检查清单。例如，在分析胸片时，他不仅会明确地报告心肺的情况，还会报告胸部骨骼、软组织、纵隔膜、胸膜和肺内膜的情况，只有在总结时，他才会详细报告内科医生或外科医生开 X 光检查时提出的临床问题。

“有一次医生打来电话说：‘我开 X 光检查单只是为了看看这个人有没有肺炎，你为什么把他肋骨的情况也写上了？’”这个人右肺的黑色图像中确实有一大块白，说明他有肺炎。但是奥维格在他的口述报告中特别提到了几处已经愈合的肋骨骨折。“一些放射科医生不会认真报告这些陈旧的骨折，因为它们似乎不是很重要，与目前的主要诊断肺炎，似乎没有关系。”奥维格对我说。他这样做的一部分理由是为了完整性，另一部分是因为他认为任何观察可能都具有临床意义。例如陈旧性骨折说明患者以前摔倒过，因为他是个酒鬼，或者因为未被发现的癫痫让他晕倒了。醉酒的或患有癫痫的人有时会吸入他们自己的黏液，为进入肺部的细菌提供了沃土，引发肺炎。巧的是，当医生问那个人这些情况时，他承认他酗酒。

我跟奥维格交谈的那个早晨，他刚刚上完夜班回到家。重症监护室里的一位中年患者做了 CT，需要他去出报告。患者是个酒鬼，肝脏有病，住进马林综合医院时神志不清，语无伦次。后来医生发现他有内出血，像很多肝硬化患者一样，他之所以神志不清，是因为肝脏无法给被消化的血液产物解毒。患者一开始有所好转，后来又变得神志不清了，所以医生给他开了 CT。重症监护室的医生推断他又开始内出血了。奥维格看着 CT 图像，然后按照他的清单过了一遍。他在 CT 扫描图上一节一节地查看肠道，当他细细研究的时候，同事常常会开玩笑：“丹尼斯又来了，从胃到肛门，追查每一节肠子。”

在顺着肠道百转千回的检查过程中，他注意到腹腔里好像有小气泡。这些气泡同每个人肠子里都会有的气泡的正常样子不一样。“最后我认定这些气泡不会在肠子里，”奥维格对我说，“所以它们一定在肠系膜静脉里。”气体不知为什么在血管里积聚，排空了肠道里的血液。“后来我注意到，靠近气泡的肠襻变密集了。”奥维格推测，由于肠道内部的气体进入周围的血管中，肠道的血液供给一定受损了，所以组织变得衰弱。这被称为缺血性肠病，意思是肠道缺乏血液供给，开始坏死。当奥维格把他的想法告诉重症监护室的医生时，迎接他的是怀疑。“你们放射科医生不太擅长诊断缺血性肠病。”医生说。奥维格赞同很难根据 CT 扫描图像来做诊断，但他解释说，他系统性地追查了这个人的每一节肠子，发现在不该出现气体的地方有气体。如果奥维格的推测是正确的，那必须立即找外科医生来评估患者，需要紧急做手术，恢复肠道的供血。奥维格是对的，患者得救了。

“跟着直觉走在我这个领域有时候不管用，”奥维格讽刺道，“腹腔里有那么多气体，所以从整体上看，有点小气泡没什么大不了。只有当你独立地查看每一个结构时，它才显露出重要性，你会看到气体出现在不应该出现的地方。”

奥维格解释说，当他系统地查看片子的各个方面时，“我的大脑被迫以类似阶梯的方式进行工作。只是查看右下肺叶中的肺炎会更简单，当然也更快”，他说：“不用花时间详细了解其他的信息。但是这样做保护了我。”它“保护”奥维格不犯放射科医生最常犯的错误，也就是搜寻性满足。正如我们在前文中看到的，停止搜寻是人类的自然的认知倾向，因此当有了重大发现时，人们就会停止思考。这一点在放射科尤其如此，忙碌的内科医生告诉放射科医生，患者的典型症状是发烧、咳嗽和黄痰，让放射科医生关注肺部，看看是不是得了肺炎。奥维格说，如果他只关注肺部，断然做出肺炎的诊断，虽然这个诊断是正确的，但很可能会忽视肋骨上部一块致密的区域，它暗示那里可能有潜在的癌症；或者忽视主动脉瘤导致的纵隔增宽。

奥维格就职于一家大型私人放射诊所，那里有 11 名医生。他们意识到工作量过大会增加犯错误的风险，为了控制每个人查看 X 光片的数量，最近诊所新增了两名医生。就像初级护理医生，为了保证有充足的时间思考每个病例，他们在寻找新的方式。他们还建立了质量保证项目。奥维格团队中的每位放射科医生每天分析 4 ~ 5 张 X 光片，这些 X 光片还会被另外一名同事解读分析。然后对这两份分析报告进行比较，看看有什么差异。有时两者之间的差异无关紧要，有时则非常重要。这种日常操作的结果会被输入整个团队可以分享的数据库，这样可以对每位放射科医生及整个团队进行不断的监控。“我们从其他人的错误以及自己的错误中学习。”奥维格说。

一段时间之前发生的事情给了奥维格很大的教训。一名放射科的同事手里拿着膝盖的磁共振图像走进黑暗的查片室。同事问：“你对这个病例有什么看法？”奥维格看着片子说：“前交叉韧带撕裂。”这是一种很常见的运动损伤。同事把奥维格的报告放在他面前，报告上写着：前交叉韧带正常。“我很困惑，”奥维格对我说，“不敢相信现在才发现了以前的失误。”奥维格能想到的唯一解释是他太依赖格式塔了，没有系统地追查膝盖里的每一个解剖结构。

“工作量大也是个问题，”奥维格说，“像你这样的血液病医生医治患者的过程可能持续几个月到几年，你会对他们进行复诊，所以当犯了错误，你可以分析诊断和治疗的过程，找出犯错的地方。我日复一日地查看成百上千张不同患者的 X 光片。大多数 X 光片没有复诊片子。所以我很难回过头发现自己为什么会犯错。我回想不起初次看那张膝盖磁共振检查片子具体的时候了。”为此，奥维格说：“我必须时刻提醒自己要系统化。你的经验越丰富，依赖格式塔的诱惑就越大。”

帕琛对奥维格坚持使用检查清单的做法发表了评论。他赞同查看片子上每一个解剖结构会带来一些“边际收益”，但帕琛说，“真正的附加价值”是奥维格让医生注意到肋骨骨折或气泡。帕琛研究过不确定情况下的决策，不只是医学领域，还有法律和商业领域。帕琛回想起梅里尔·索斯曼医生的故事，他是波士顿布里格姆医院的放射科主任。一次他看完一张胸部 X 光片后对住院医生说：“这个患者肾衰了。”柯南·道尔再世也不过如此吧。住院医生疑惑：你怎么能从胸片上诊断出肾的毛病？索斯曼解释说他看到肋骨变粗了，这让他想到肾衰会引起骨骼的重构，因为钙和磷酸盐的新陈代谢发生了改变。“放射科医生可以通过这样的方式来增加价值，”帕琛说，“在查看 X 光片时发现患者未知的问题，你可以由此树立威望。”当然，这就是为什么初级护理医生让很多患者做放射检查的原因。

初级护理医生通常会给中年女性开乳房 X 光检查，以发现早期乳腺癌。“乳房 X 光检查是最单调乏味的一类工作，”奥维格说，“它也是所有 X 光片中最容易引起焦虑的。”没有注意到癌症会造成灾难性的后果，因为早期被发现的肿瘤很容易摘除，错漏癌症可能导致其转移，会很难控制，而且被治愈的可能性很小。另一方面，过度解读乳房 X 光片会使健康的女性不得不接受进一步的拍片和活检，会让她们的情绪剧烈波动。即使活检结果为阴性，她们依然会怀疑自己是否真的得了癌症。

难怪乳房 X 光检查是医疗官司的高发区，放射科医生非常清楚，错误会导致治疗不当的法律诉讼。哪怕最好的放射科医生也会有 2% ~ 3% 的概率看错，而一些研究显示，其他医生看错的概率高达 20% 或更高。乳房 X 光检查的目的是建议长了肿瘤的女性去做活检，而从乳房 X 光片上看如果是良性改变，则不用做活检。医生会给需要做活检的女性打电话。“理论上讲,打电话的比例最好是 4% ~ 5%。”奥维格说。这被认为是最理想的比例。“但是一般情况下，这个比例是 10% ~ 11%。”奥维格说。比例之所以这么高是因为很多有良性改变的女性接受了进一步的评估和活检。这里存在一个权衡：让有良性改变的女性精神痛苦和捕捉可能被漏掉的乳腺癌。

在奥维格的放射科医生团队中，他的打电话率在正常范围内，10% ~ 11%，而有一个同事的打电话率是 15% ~ 16%。很多被叫回来做活检的女性最终的结果为良性。“他被起诉过，”奥维格告诉我，“几年前他漏掉了一例乳腺癌。”用奥维格的话说就是，这段经历使他在评估乳房 X 光片时更“进取”了，给更多的女性打电话，让她们回来做进一步评估和活检。奥维格说，虽然他同事打电话的比率依然在“合理范围”内，但漏掉恶性肿瘤并被起诉的事件无疑伤害了他，改变了他的思考方式。帕琛发表过一篇分析医疗决策的文章，结论是对临床选择影响最大的是“最近一次糟糕的经历”。帕琛的结论反映了克罗斯凯利和雷德梅尔强调的“易得性偏差”。头脑中最可得的事情会严重影响一个人对类似新情况的思考，这会导致他忽视重要的差异，得出错误的结论。

不做医学技术的傀儡

19 世纪末，医生开始用 X 光给身体成像。在接下来的若干年里，科技进步，比如 CT 和磁共振的发明，显著提升了放射科医生呈现我们的解剖结构的能力，但是也对医生提出了新的认知挑战。正如我们在前文中看到的，胸片提供的是单一的、静态的图像，包括心脏、肺、胸部的骨骼、软组织和纵隔膜等。CT 扫描刚出现时，它产生的图像有几十张。磁共振刚出现时，产生的图像有几百张。把这些图像呈现在片子上，平均的片子数量为 12 张，这被称为“瓷砖模式”展示。另一种查看这些扫描图像的方式在显示器上一张一张地看，这被称为“电影模式”展示，因为这种模式很像看电影。

一项重要的研究对以瓷砖模式和电影模式来查看胸部 CT 图像进行了比较，尤其是在发现肺结节上的差异。肺结节是肺里的小团块，有些是良性的，比如感染后形成的结节，有些是恶性的，标志着肺癌或癌症向肺部的转移。就发现肺结节来说，放射科医生用电影模式比瓷砖模式的效果更好，他们也能更准确地识别出假象，比如肺内的血管有时看起来像结节。研究者发现，移动的图像会形成新颖的认知线索，对体积较小的结节尤其如此。在电影模式中，它们会“跳出来”，因此常常会吸引放射科医生的注意。在 20 世纪 90 年代，电影模式逐渐成为了更受欢迎的展示模式，使放射科医生可以更高效地评估有几百张图像的扫描结果。

但是随着 CT 扫描的改进，尤其是可以同时扫描多个器官和血管的快速成像技术的出现，放射科医生开始面临一种困境：可能会有很多组织的上千张图像同时在放射科医生的眼前移动。最近哈佛大学放射学斯通曼教授和腹部成像专家赫布·克雷塞尔医生告诉我：“在繁忙的急诊科，一个普通周末，一名放射科医生需要评估 150 张 CT 扫描结果。他不可能看完 15 万张或更多的图像。”

扫描不只在急诊变成了常规检查。1998 ~ 2002 年，美国正常工作时间的 CT 检查数量增长了 59%，磁共振检查增长了 51%，B 超检查增长了 30%。在急诊时间里，各项扫描的数量增长了 15%。调查研究显示，随着工作量的增加，出现视力模糊、眼睛疲劳、精力不集中和头疼等症状的放射科医生的人数也在增加。亚利桑那大学的伊丽莎白·克鲁平斯基在最近的出版物中指出，海量的成像数据很可能引发疲劳、不满和错误率的提高。

克雷塞尔则担心忙碌的医生会不加判断地依赖高科技的成像检查。有时医生还没有详细了解患者的临床病史就把他们送去做检查。有些医生会在转诊单上潦草地写“排除病理”。有些医生指令性太强，显示了他们对最新的 CT 和磁共振的工作原理了解甚微。例如，克雷塞尔告诉我，最近一位女性被送去做成像检查，医生的要求是“排除肺栓塞”。肺栓塞是要命的病，一个血块，通常是腿部的血块，后来在肺动脉里卡住了。“我们做了成像检查，在图像上测定了造影剂充入肺部血管的时间。”克雷塞尔对我说。检查显示没有肺栓塞的迹象，因为肺动脉里的造影剂没有受到阻碍。几天后，患者胸痛、呼吸困难的病因显现出来：她的主动脉撕裂了。

“通过跟着造影剂查看整个主动脉，测定图像的时间，我们本可以发现这处撕裂。”克雷塞尔说。主动脉的形状没有改变，所以如果没有造影剂，撕裂是显现不出来的，造影剂会进入血管壁被撕裂的部分。

“基于静态检查的旧观念认为成像就是一张图像，这种观念已经过时了。如今的成像技术可以实现动态图像，可以显示血流的改变以及其他生理现象，”克雷塞尔说，“合理运用机器获得你想要看到的东西。”

克雷塞尔还说，对每张图像都采用系统而严格的方法的问题在于，CT 和 MRI 的图像太多了。每次 CT 扫描或 MRI 扫描会产生 1 000 多张图像，查看一次扫描就会占掉一名放射科医生一整天的时间。某种程度上，可行的解决方法是一个器官一个器官地查看。在他所在的腹部放射学领域，他会严格地查看肝脏，然后肾脏、脾脏等。就像其他专门研究磁共振的放射科医生，克雷塞尔的策略是重点分析“数据丰富的序列”，就是能提供最多信息的部分，然后得出暂定的诊断清单，再有选择地查看其他图像，找到支持或反对暂定诊断的数据。

有时候，技术本身会妨碍这种细致的方法。医生手指施加在跟踪球（相当于鼠标）上的压力稍微增加一点就会让医生眼前闪过图像的速度快速增加。这意味着图像的呈现变快了，而放射科医生甚至没有意识到这一点。“当图像以每秒钟三张的速度呈现时，你可能没法每张都看，”克雷塞尔说，“你来到急诊室，放射科医生的工作量大得惊人。你观察他浏览一个患者的 CT 扫描图像，会看到他简直就是一掠而过。”克雷塞尔看到过放射科医生在努力浏览完上千张图像时，有意识或无意识地按压了跟踪球。“手放在跟踪球上，你会不知不觉漏掉三四张图像。”这是因为虽然你在看二维的图像，“但你的大脑在整合你周围的三维空间。”当克雷塞尔监督住院医生时，“我把他们逼疯了。我强迫他们放慢速度，这样他们不得不看每一张图像。”这里没有捷径，无论是有意识的还是潜意识的。

看了几十年图像后，克雷塞尔的眼睛已经训练有素了，他可以发现“腹腔中任何结构的轮廓的细微差异，哪怕只是快速一瞥”，但住院医生做不到。例如，在靠近胰腺的位置有个淋巴结，在某张扫描图像上能看到它，“住院医生没看到”。对于评估胰腺的癌症是否扩散了，这个淋巴结具有重要的临床意义，它是治疗和预后的一条关键信息。“我会仔细检查这个病例，要求他重新看，告诉他为什么漏掉了这个淋巴结。”

“从某种意义上说，我们是自己成功的受害者，”奥维格说，“我们有那么多先进的成像技术，一些医生几乎不再给患者做检查或了解其病史。他们只是开检查单，对放射科医生说：给我诊断结果。”在我们交谈的那个星期，《新英格兰医学期刊》上有一篇关于听诊器是否已经成为过去时代遗迹的文章，因为心脏成像技术如此先进，以致心脏病医生通过传统上靠耳朵听获得的发现已经被认为没有实际意义了。“当医生开出复杂的扫描检查单时，他们期望得到确定的答案。他们不想听放射科医生描述一堆观察数据——他们想要诊断。我们承受着得出结论的巨大压力。我们必须抵抗这种压力，因为有时你得不出一个确切的诊断。你能做的就是把看到的描述出来。”

有经验的放射科医生还学会了不屈服于要求给出诊断的医生。丹尼斯·奥维格承认：“有时你可以说，这是憩室炎，有 99% 的把握。临床医生会觉得很满意，然后给患者开抗生素。那 1% 可能是穿孔性结肠癌。后来有患者做 CT，你最确定的结论只能是‘盆腔里有复杂的炎症’。很多医生不喜欢听到这样的结论，他们认为放射科医生在含糊其辞。但那是放射科医生在把自己的想法告诉医生时，基于他的专业观察，尽可能地把能说的与医生分享。”

就像临床医生在与患者沟通时需要注意词句的选择一样，在和放射科医生提要求时，他们也必须注意遣词用句。奥维格说，“有一种观念认为，临床医生希望放射科医生实话实说，所以他不应该提到一些具体的事情，在我这个领域里，你会拿到这样的转诊介绍患者腹痛，没有更多具体的病史，缩减了非常重要的临床线索，这会让评估图像变得困难得多。”

“我一直认为这太愚蠢了，你为什么要把人的手臂绑在背后？这不仅会妨碍帕琛的研究所显示的知觉和认知，而且就像克雷塞尔所说，还会对技术产生不良的影响，导致错误。运用新的多层 CT 扫描，非常大的组织也可以在短时间内扫描完。因此扫描机有不同的设置，需要根据临床病史调整设置，以达到最佳的搜寻效果。”如果临床医生不提供全部病史，只提出他想到的一个问题，我们会调整机器的设置，只检查那一个问题，比如“是否存在肺栓塞”。这样做有可能漏掉其他重要的东西。

不仅临床医生的语言可能造成误导，而且不同的放射科医生会用不同的术语来描述他们看到的东西。奥维格继续说道：“人们想到放射科医生时，通常不会考虑到沟通的细微差异，当想到医生的言谈，你会想象一位临床医生在病床边跟患者解释着什么。放射科医生在写报告时会变得很有激情。当然，你所用的语言反映了你的思维类型，而且关于表达方式，也没有达成一致，没有统一的、有条理的陈述发现的方法。”越先进的 CT 和磁共振越是如此。“即使放射科医生在图像上有相同的发现，他们的描述方式也会存在细微差异，遣词用句也会有模糊的地方。”

克雷塞尔再次提到那个接受检查，看是否得了肺栓塞的女人。“放射科医生的报告上写‘未见主动脉增宽’。‘未见增宽’这种说法有很多理解方式。首先，它并不意味着放射科医生看到了血管内部，他只是进行了描述性的陈述。‘未见增宽’不等同于血管正常，尽管很多医生会认为放射科医生就是在说血管正常。不同的说法对不同的医生来说具有不同的意义，一个词就可以把医生的思考引向不同的方向。”

机器不能取代医生的思考

最近我所在的医院创设了一个名叫“患者站点”的网站，目的是满足患者看到自己的医疗记录的愿望。患者的化验室检查报告、放射检查报告只要一出来，他们就可以在这个网站上看到。这样患者就有机会与医生一起讨论报告结果了。当然对很多患者来说，看懂报告上的话会挺费劲，所以医生应该指出那些体现了不确定程度的词句。放射科医生可能会说子宫后的区域成像不清，或者肠壁增厚不足以诊断肿瘤，也可能是炎症。医生看到这样的话后，应该向患者解释，为了确诊，为什么需要重新查看病史，进行更复杂的身体检查或做进一步的化验。

把不确定性告知患者是一个挑战。奥维格最近看了一份有钙质沉着的乳房 X 光片，通常这会被诊断为良性。但是这位女性之前做过乳房 X 光检查，而钙质沉着是新出现的问题。他和同事讨论用不用做活检，最后的意见倾向于活检。奥维格和那位女性交谈。“我先要致歉，”他说，“我认为我们看到的东西是良性的，但我建议对它做活检，”他停顿了一下，“我知道这会让你很焦虑，所以我解释一下我为什么建议做活检。乳房 X 光片上发现的东西达到了做活检的标准，因为它是新长出来的，之前的 X 光片上没有。不过我相当确定它是良性的，但我们应该把事情做彻底。”结果证明，那位女性的乳房里长了高级别浸润性癌，切除乳房肿瘤后进行放疗可以治愈它。奥维格建议在治疗保证会议上讨论这个病例，放射科医生可以在会上回顾他们的选择，改进他们的技能，避免将来犯错。

“一位同事对我说：‘如果我们提出这个病例，有这种钙质沉着的女性都做活检，那我们的活检区会排起长队。这有什么好处呢？这个病例会让其他医生紧张不安，他们会觉得有必要对每个有这种钙质沉着的患者做活检。我们应该讨论对我们有帮助的病例，因为它们具有非常确切的发现。’”奥维格赞同，仅依据钙质沉着的模式来决定做不做活检并不具有教育意义，但他认为关键点在于之前的乳房 X 光片很重要，由此可以改变医生的想法。更广泛地看，他觉得展示例外，强调放射科学中的“灰色地带”有时很有教育意义，尤其是乳房X光检查，其中判断会发挥作用，放射科医生应该警惕那些可能被认为是良性的，因此被忽视的发现，比如新出现的钙质沉着。

奥维格的同事担心讨论这个病例会引发“易得性偏差”，就是我们在前文中看到在急诊室里发生的错误：**最近发生的不寻常的、引人注目的事件在医生头脑中会变得很突出，因此造成思维偏差**。然而就像奥维格所说，不分享这个病例会导致同事们有可能漏掉致命的恶性肿瘤。困难在于找到中间地带，一方面注意易得性偏差，另一方面意识到某些模式会不符合原型。医生需要在脑子里同时权衡看似矛盾的信息，然后寻找其他信息来支持一种决策。这种权衡和决策是专家级医生的标志，无论是内科医生还是放射科医生。

在分析乳房X光片时，奥维格经常会想到那位女性的病例。在看到类似的钙质沉着时，他不仅会查看之前的乳房X光片上是否有这处钙质沉着，而且会查看更早的X光检查，了解最初是什么时候发现有钙质沉着的。奥维格意识到他会变得“过度解读”乳房X光片，降低门槛，开始建议做不必要的活检。他依然在努力找到中间地带。

宾夕法尼亚大学的哈罗德·昆德尔医生通过追踪放射科医生的眼球运动，对图像感知的生理过程进行了研究。医生头上戴着一个类似自行车头盔的设备，这种设备包含几个部分，其中有面罩和微型摄像机。当医生查看扫描图像时，一束不可见的红外光会瞄准他的眼睛。一架小摄像机对准他的瞳孔，通过追踪红外光的反射来确定他在往哪儿看。在昆德尔的一些研究中，放射科医生会看到肺部有小结节的胸片，这些小结节的尺寸为0.5 ~ 1厘米。发现这些结节很重要，因为它们可能代表早期癌症或严重感染，比如肺结核或真菌感染。大约 20% 的情况中，医生的眼睛根本没有聚焦在结节上，在 80% 的情况中，医生的目光落在结节上，但依然有 50% 的情况，医生没有看到结节。

“大脑偷偷做出了决定。”昆德尔解释说。在潜意识中，大脑判断这张图像不重要，不值得对它进行有意识的识别。目光在结节上停留 2 ~ 3 秒的放射科医生更有可能识别出它。如果结节和周围肺部对比鲜明，如固体团块的白色和空气的黑色之间的对比，那么识别率会提高。如果结节的边缘不是模糊的，而是很清晰，识别率也会提高。早些时候，艾奥瓦大学进行的目光追踪研究发现，搜寻性满足是放射科医生常犯的错误。在跟进研究中，昆德尔的团队发现，在某些情况下，放射科医生的目光确实聚焦在第二种异常上，但它没有被识别出来。例如，在肺炎患者肩胛骨里可能有一个小肿瘤，但放射科医生只报告了肺炎，即使设备显示他的眼睛扫过骨头里的肿瘤。在发现肺炎后，他的脑子已经关闭了，不会有意识地接受其他发现。“最终的结论取决于你对图像预先形成的看法，我把这归为偏见。”昆德尔解释说。

类似布里格姆医院梅里尔·索斯曼医生的座右铭，昆德尔说：“你会看到你想看的东西。”**对偏见和搜寻性满足有所认识的专家会有意识地保持思维开放，所以他们能超越先入之见。**通过临床病史的构建方式、医生的语言透露出的线索，通过坚持奥维格在口述报告中遵循的对图像进行系统化分析的方法，昆德尔在努力超越偏见，保持开放的思维。

既然昆德尔和其他研究者发现知觉与认知中存在这么多的障碍，那么计算机能否取代放射科医生，或者是否只是降低他们的错误率？2006 年，美国食品与药品监督管理局（FDA）批准了一种计算机辅助诊断系统，用于识别胸片中的肺结节。其他系统正在研制过程中，包括诊断乳房 X 光片的系统。促成 FDA 批准这一系统的是一项重要的临床试验。

在该试验中，15 名放射科医生查看长有恶性肺结节的胸片，然后表示对患者患癌的怀疑程度。他们用 1 ~ 100 分的量表来打分，并且要标出引起他们怀疑的区域。研究采用了 80 个癌症病例和 160 个无癌症病例。每位放射科医生要对这 240 个病例进行 3 次评估：前两次间隔 1 ~ 4 个月，没有计算机的协助，在第二次评估后立即在计算机协助下进行第三次评估。计算机的协助使癌症发现率提高了 14% ~ 24%，差异取决于肿瘤的大小。但是计算机系统也使放射科医生把将近 10% 的正确诊断（癌症）改成了不正确的诊断（不重要的或良性的）。在 15 名放射科医生中，没有哪名医生对 240 个病例的评估结果与另一名医生完全相同。15 名放射科医生都查出来的癌症大约占全部癌症病例的 25%。只有 4 名放射科医生发现了难以诊断的癌症。没有一名放射科医生把 80 例癌症都查了出来。

计算机辅助诊断有一个不受欢迎的效应：在计算机的推动下，更多的放射科医生怀疑没有恶性肿瘤的受检者患有癌症，即假阳性。这体现了技术的力量，尤其是基于计算机技术，它动摇了专业人士对自己最初诊断的信心。这还说明，对于知觉和思维的不完美，机器并没有提供完美的解决方案。随着放射科医生逐渐习惯了计算机辅助诊断，并且得到的临床反馈是他们对胸片上的良性发现过度怀疑了，之后他们或许会根据新技术来调整自己的思维。当他们寻求另一种新的中间地带时，也会存在权衡：更准确地发现癌症，但会引起更多受检者的焦虑，更多没有患癌症的人会经历情绪的大起大伏，会因为假阳性而接受侵入性的检查。

开车从马林郡向南行驶，经过金门大桥，不一会儿就会来到旧金山。

加州医学中心和墨菲特医院坐落在山上。薇琪·费尔德斯坦是加州大学旧金山分校的放射学教授，专门研究超声波检查（丹尼斯·奥维格医生是她的丈夫）。因为怀孕，很多人才开始熟悉超声波检查的。发育中的胎儿被呈现为子宫中的二维图像，黑、白、灰混成一团。“有人觉得B超图像看起来像气象图。”费尔德斯坦“咯咯”笑着说。对我来说它的确像气象图，尤其像暴风雪的气象图。白色斑点席卷过黑色的背景，对我来说，即使有可能，也难以分辨器官的轮廓。当然，对费尔德斯坦和天天使用B超的放射科医生来说，他们对这些图像简直了如指掌，而且黑、白、灰的对比对他们来说充满了意义。

由于超声波检查中的图像很复杂，所以在这种情况下有人会认为计算机辅助诊断会更好。计算机可以对发育中胎儿的每个结构进行定量评估。例如在妊娠20周时，B超被用来测量胎儿的脑室，它像是大脑中充满液体的水槽。如果脑室的长度超过10毫米，医生会密切监控胎儿，看是否有脑积水。脑积水会使脑室增大，损害大脑，还会引起其他发育异常。然而事实证明，计算机运用的数字并不能反映放射科医生的想法。“数字很有帮助，会引起你的注意，但你必须了解全局。你必须查看脑室的形状和周围相关的组织，不能只依据读数。”

正常脑室的形状像泪滴。B超上中间的黑色核心就是脑室，它是液体的。产生这片液体的是脉络丛，B超上的白色内衬就是它。最近，费尔德斯坦看到一位临近产期的孕妇。

“她快生了，”她回忆道，“胎儿脑室的尺寸在正常范围内，但我发现胎儿脑室的形状不太对。”水滴的外形只有细微的改变，但对费尔德斯坦训练有素的眼睛来说，这种改变可能很重要：脑室的边界不光滑，稍微有点不规则；

泪滴不是恰好在尖端变细。这两点观察发现很容易被忽视，尤其是脑室的大小没有超过正常范围。费尔德斯坦认为她应该追查这个病例，尽管这个发现的临床结果不会立马显现出来：在妊娠 35 周时，她考虑的问题是：这位准妈妈如何面对这个消息呢？终止妊娠已经太晚了，但费尔德斯坦认为应该查验一下，看看她对胎儿大脑存在异常的印象是否正常。这在一定程度上有助于父母预期孩子出生后会面临的问题，为可能要抚养一个发育迟缓或需要特殊新生儿护理的孩子提前做好情感、心理和后期准备。

影响费尔德斯坦做决策的另一个维度是：医疗法律维度。如果大脑中存在 B 超没有查出来的，但使胎儿脑室轮廓发生轻微改变的异常，那么最好在分娩之前确认，这样没人会推测是产科医生不给力造成了大脑损伤。费尔德斯坦对那位准妈妈解释说，尽管胎儿脑室的大小在正常范围内，但形状稍有改变，可能预示着大脑中的异常。费尔德斯坦不想吓唬那位准妈妈，但把分析告诉她是她的责任。准妈妈决定做磁共振，结果发现胎儿有脑出血。胎儿大脑中的出血导致脑室边界凸凹不平，泪滴尖端轻微扭曲。费尔德斯坦敏锐的发现被证明是对的。准妈妈分娩时，儿科神经病学医生也到场了。

我交流过的放射科医生不仅都能讲出像费尔德斯坦那样的成功经历，也能讲出令人气馁的错误经历。克雷塞尔告诉我，最近他漏掉了磁共振上的一个重要异常：出现在几张图像上的一个很小，但清楚可辨的肝肿瘤。“这绝对是疏漏，我没有看见它。直到今天，我都不明白为什么会这样。”他疑惑是不是他按压跟踪球的力气有点大，图像移动得太快了。“这只是猜测，我不知道，”他声音沉重地说，“人们必须认识到成像和解读都存在一定的不准确性。”机器不能取代医生对他看到了什么和没看到什么的思考。注意内科医生的转诊用语和放射科医生的报告用语，它们能对感知和分析起到积极的作用。**外行应该知道旁观者的眼睛具有内在局限性和潜在偏差，所以在做重要决定的时候，应该征求一下其他专家的意见。**

H O W D O C T O R S T H I N K

避免陷入易得性偏差的思维误区，医生需要：

- □ 不要随意相信直觉，放慢观察和分析速度
- □ 用好口述报告和检查清单
- □ 时刻提醒自己：经验也可能是陷阱
- □ 对辅助检查结果，不做主观解释，仅做客观描述

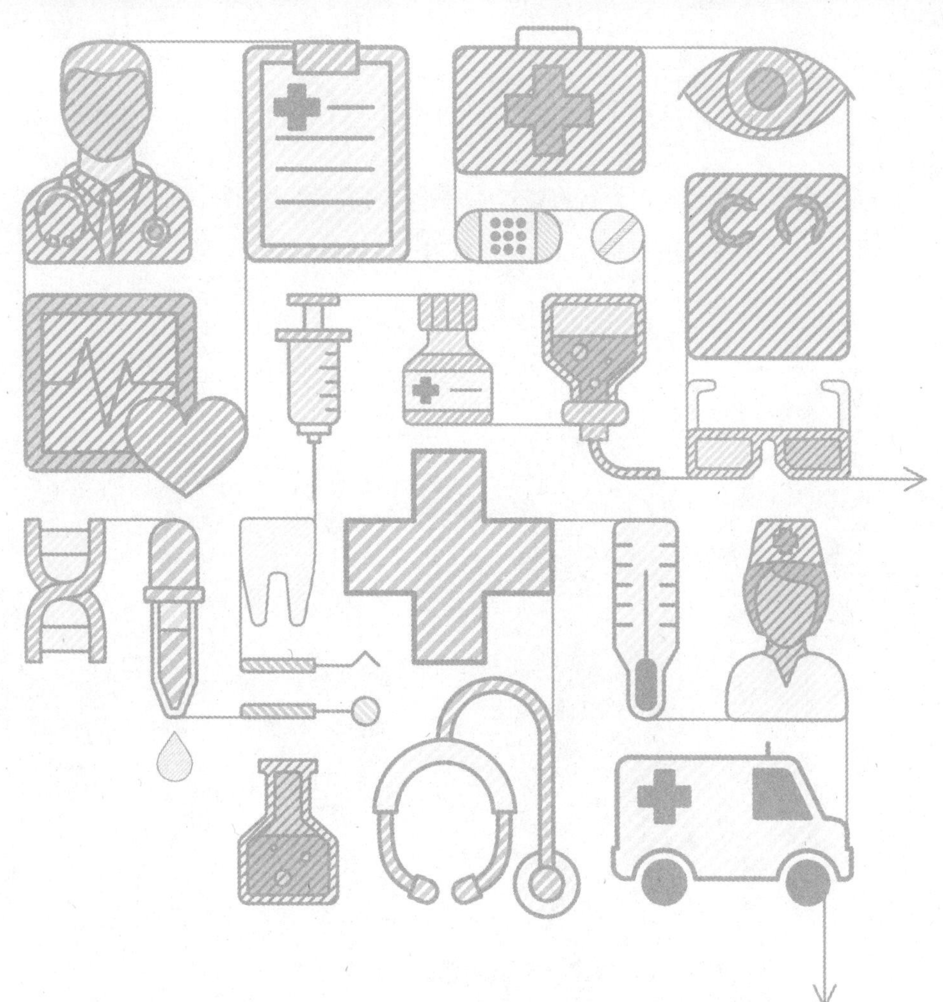

9

当医学遇见商业，如何突破“潜规则”

HOW DOCTORS THINK

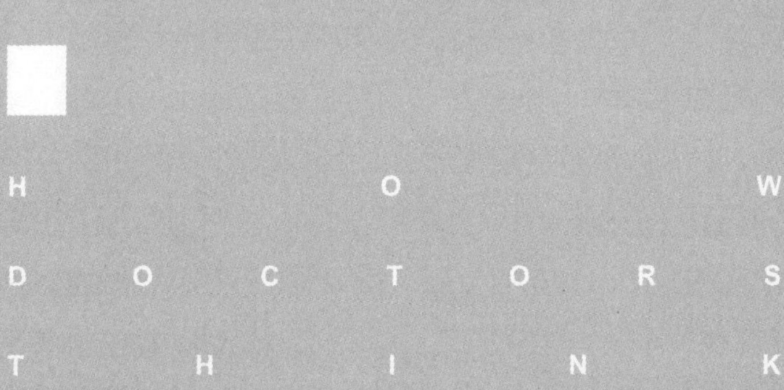

在广告上看到一种据称是国外最新研发的药物时，你的第一反应是：

A 质疑它可能是商家的一种营销手段

B 如果以后有机会用到，自己愿意亲身尝试

C 先听听大家怎么说

扫码测一测你是不是对自己负责的患者，
获取全书答案和解析。

制药业：魔法还是魔咒

第一次见到凯伦·德尔加多是在20世纪80年代早期，从那之后我一直在关注她的职业发展。在内科和内分泌领域，她具有重要的影响力。她是美国一些全国性委员会的成员，参与审核执业指导方针，制定医生培养课程。遇到复杂的病例，同事们会找她咨询。

她是一位忙碌的临床医生，患者很多。不久前的一天，在门诊开始前，她用10分钟匆匆吃完午餐，下午有3位新患者，6位复诊患者。两名住院医生跟着她，如果说有什么不同的话，那就是这些受训者会延长她的工作时间。

德尔加多拿起一叠实验室报告，准备带到门诊去。她看到角落里的一张脸，呆住了。里克·达根堵在她办公室的门口，她躲不开了。

“我不知道我还能做什么，德尔加多医生。”达根说。他是一家生产睾酮产品的制药公司的销售代表。“我公司的药你一张处方都没开，一张都没有。”他穿着浅蓝色衬衫、合体的西装，打着金色领带，“德尔加多医生，”他的声音里带着强硬的语气，“我希望你下个月每周开三张处方。”

她惊得目瞪口呆。达根像影子一样跟着她快一年了，试图推销他的产品。他三次带着成盒的糖果来到她的办公室，当发现这个办法没用后（德尔加多说那些糖果不是很好），他给德尔加多送去一张镇上最高档餐厅的“教学晚宴”邀请函。德尔加多没有理会，她对自己说如果想吃大餐，会自己付钱和丈夫一起吃。让她震惊的是销售员知道哪些处方是她开的。

“我需要你这样做，”达根继续施加压力，“下个月每周三张处方。”

她冷冷地看着他说：“不行！”把检查报告放在白大褂的口袋里，走出了办公室。

德尔加多在门诊看的第一位患者是尼克·曼奇尼。曼奇尼是一个50岁出头、身体壮实的杂务工，德尔加多第一次遇见他是在重症监护病房里。他视力模糊，头剧烈疼痛，来到急诊室。他脑内出血了。大脑扫描没有发现出血的原因，但显示他的垂体增大了。所以，作为内分泌专家的德尔加多被叫到重症监护室。她走到床边，看不到他的脸，因为曼奇尼剧烈的头痛，灯光被调暗了。德尔加多看不清曼奇尼的脸，但当她摇动他的手，按压他的手掌时，她做出了让其他医生感到困惑的诊断。每个医生可能都摇动过他的手，但那厚实、软弱无力的手在德尔加多看来，不只是杂务工的手。

曼奇尼得了肢端肥大症。这种病的病因是肿瘤导致垂体分泌过多的生长激素，手和脚会变大，脸部会变得粗糙。

垂体

垂体位于大脑的底部，被称为“主腺体”，它给身体其他腺体发出分泌重要激素的信号，比如甲状腺和肾上腺。当垂体的肿瘤变大，它会使给它供给营养的血管破裂，导致脑出血。这被称为“垂体卒中”。通向眼睛的神经靠近垂体，垂体增大易引起视力模糊。如果出血损坏垂体，它就不再给身体发出信号，重要激素的分泌就会停止。肾上腺分泌皮质醇，是人体最重要的激素之一。没有皮质醇，人容易休克，尤其是在压力下，比如手术中。

德尔加多给曼奇尼注射了保护性剂量的皮质类固醇，然后他被送到手术室。抽干血液的手术很成功。他的垂体不再发挥作用，所以德尔加多给他开了替代缺失激素的药物，除了每天服用甲状腺素和皮质类固醇之外，她还给他开了睾酮，睾酮的分泌也是由垂体控制的。

“孩子们都好吗？”德尔加多问。

“很好，我女儿下周该上高中了。”曼奇尼笑着说。

德尔加多点点头，更新了曼奇尼的处方。她在处方笺上写的睾酮制剂不是达根所在公司的产品。

第二天下午，德尔加多参加每周一次的临床会议，在会上受训者会提出病例，资深的内分泌医生评论这些病例。会议结束时，伯特·福伊尔医生向德尔加多走过来。福伊尔快70岁了，是一名非常杰出的医生，在临床和研究中都很活跃。

他的专长是用睾酮替代疗法治疗患有各种内分泌疾病的男性。

“今天的病例很好。”福伊尔说。

德尔加多表示赞同。

“昨天我碰到了里克·达根，”福伊尔说，“你不能给他点时间吗？”

“伯特，我真的很忙。”两个人陷入了沉默，这个问题就此打住。

那天晚上在餐桌上，德尔加多的丈夫，和她同一所医院的外科医生提到了达根的名字，这让德尔加多感到有点吃惊。“我不知道他是否在找我，”德尔加多的丈夫说，“但我离开手术室时，他在走廊里。”德尔加多扬起眉毛。“他介绍自己，还说：‘你妻子为什么不喜欢我？’”德尔加多的丈夫咧嘴笑着说，“我想到几句俏皮话，但我只是耸耸肩。这是怎么回事？”

这个问题的答案在于，一些制药公司在试图改变医生思考健康和疾病的方式。他们把年老带来的正常改变说成是疾病，需要治疗。制造睾酮产品的公司不仅希望医生开他们的产品，不要开竞争对手的产品，而且希望把市场拓展到医学规定的范围之外。我在和德尔加多交谈时，她承认达根把她定为目标，因为她是“意见领袖”。她就职于著名的教学医院，被广泛认可为她所在的那个专业中的顶尖医生，监督着下一代医生的教育和培养，在会议上很有话语权，有稳定的患者流，在她所在的城市以及更大范围内，她能够影响临床决策。

为了拿下她，本质上是为了他的产品得到支持，达根使用了几种经典的营销策略。首先是送礼。除了糖果和晚餐邀请，他还带去过其他小礼物，包括计算器、台式钟和钢笔。德尔加多把这些未拆封的礼物放在秘书的办公桌上。达根穿着讲究，有着训练有素的迷人举止，后来和德尔加多的秘书攀谈上了。他知道没有她的同意，他就没有机会面对面地向德尔加多推销。德尔加多礼貌地忽视了秘书对这位销售代表的热情。德尔加多拒绝了达根的一次次接近后，达根从蜂蜜变成了醋。

“他真的让我很不愉快，”德尔加多对我说，“他想威胁我。这对有些医生可能管用，但对我没用。”

德尔加多告诉丈夫，她很吃惊达根知道她开了哪些产品。最近，她丈夫在商业杂志上读到一篇文章，讲的是制药公司和药店签订合约，了解医生的开药方式。制药公司当然不知道她给谁开了药，但他们可以获得在给定时间段内她开了哪些产品，开了多少量的完整清单。“这完全合法。”德尔加多的丈夫说。

“但我不喜欢这样。”她答道。

她说达根的公司似乎采用了升级策略，从送礼物到对抗，然后让她的同事福伊尔医生进行干预。

“我不认为伯特这样做是因为钱，”她说，尽管达根所在的公司资助了他的一些有关睾酮产品的临床试验，“我认为只是因为他相信他们的产品。”

很多年来，睾酮替代治疗的市场相对比较小。医生需要治疗像尼克·曼奇尼这样的患者，他们的垂体不发挥作用了，或者天生多一条X染色体，即患有先天性睾丸发育不全的男性，他们缩小的睾丸不能产生足够的激素。替代疗法中最初用的是雄性激素药丸，但它们常常会损害肝脏。后来，医生们尝试了肌肉注射，这会导致睾酮水平忽高忽低，常常伴随着患者情绪、性欲和活力的同步起伏。20世纪80年代，皮肤药贴被研发出来。这样更安全，药物剂量更稳定，但有时会引起患者皮肤发炎，运动时药贴有时会掉。

最后，激素被制成几乎任何男性都可以方便使用的形式：一种无色凝胶，可以涂抹在身体某个部位上，比如肩膀，一天涂一次。这简化了治疗方式，拓展了潜在的市场，这种方式被证明能让一些男人受益。

在里克·达根和德尔加多医生发生冲突的几个月前，《时代周刊》上一个两页纸的广告展示了一个汽油表，旁边的文字是："疲劳吗？抑郁吗？没性欲吗？可能是你的睾酮快耗尽了。"广告继续解释，"随着男人变老，他们的睾酮水平会降低"，建议他们向医生咨询睾酮替代疗法。在广告的最下面，汽油表的指针指着"已满"。

德尔加多看到了《时代周刊》上的这则广告，这是很多类似广告中的一则。在过去一年里，医学期刊上出现了不少类似的广告。其中一则广告号召医生"在诊治过程中发现睾酮水平低的人，他们会在临床治疗中获益"。广告中有一名健壮快乐的男子的特写照片，旁边的文字是"性功能好了""情绪改善了""骨密度增加了"。广告让医生"筛查睾酮水平低的症状"并"恢复正常的睾酮水平"。

另一家制药公司，里克·达根所在公司的竞争对手，设计了一份问卷，医生可以用它来找出睾酮水平低于"正常"的老年患者。这些男人被说成是处于"绝睾酮期"，等同于女性的更年期。更普遍的说法是男性更年期，但医生称之为绝睾酮期或"老年男性部分雄激素缺乏综合征"。有些问题很明确，它们与雄激素减少有关，例如性欲减退。有些问题则比较模糊，比如耐力或精力减退，这可能提示睾酮缺乏，但也可能是其他很多疾病的结果。其他问题撒的网就更大了。生活带给这个人的乐趣是否减少了？他是否暴躁易怒，工作效率不太高，晚饭后会快速睡着？

我和德尔加多讨论了这些广告。"谁晚饭后不犯困？"她觉得这只不过是为了让医生测量老年男性的睾酮水平。拿到结果后，医生有责任把结果告诉患者，他们可能期待着医生给他们开激素呢。但这是医疗还是营销？

随着男性变老，睾丸对垂体信号的反应会减弱。过了 40 岁，男性血液中的睾酮水平会下降，平均来说，每年下降 1.2%。“正常的”睾酮水平指的是 20 多岁男性的正常水平。但是即使是年轻男性“正常水平”的定义也会误导非内分泌科的医生。在年轻男性中，睾酮水平在一天中会有很大变化。麻省总医院生殖内分泌科主任威廉·克罗利医生和他的助手弗朗西丝·海耶斯在研究睾酮缺乏对男性的影响。克罗利告诉我，为此他们需要正常睾酮水平的定义。因此他们在 24 小时中每 10 分钟从 20 多岁健康男性抽取一次血样。他还评估了睾丸大小、体毛、勃起功能、精子数量、肌肉质量、骨密度和垂体功能。15% 各方面完全正常的男性在一天中某些时候，睾酮水平会低于所谓的正常值的下限：比这个值低 50% 以上。

很多 60 岁或更老的男性的睾酮水平常常低于这个“正常”范围。这种降低会损害他们的健康和功能吗？所以他们需要雄激素替代疗法吗？简言之，存在男性更年期吗？

凯伦·德尔加多和其他很多内科医生、内分泌科医生很担心这种“齐心协力”改变医生思维的行为，即通过用医学方法处理生命中正常的改变和挑战，创造一种临床疾病。在这种情况下，有些制药公司故意把自然衰老的过程说成是一种临床疾病。在另一个领域里，如果某人的人格和性格偏离了所谓的“标准”，就会被贴上心理疾病的标签，需要药物治疗。确实有些成人和儿童焦虑很严重，妨碍了他们交友的能力，但有些腼腆的人被贴上了“社交障碍”的标签，医生给他们开出强效精神药物。有的人工作特别细致、精准，迟迟不愿放下一件工作，担心有被疏漏的错误，这样的人会被诊断为强迫症，并接受药物治疗。

在德尔加多所在的领域，睾酮是最新用来治疗衰老的“万能”激素药物。用雌激素治疗更年期女性的做法可以追溯到20世纪60年代罗伯特·威尔森（Robert Wilson）医生写的畅销书《芳龄永续》（*Feminine Forever*）。事实上，那是一家生产雌激素的制药公司付钱让威尔森医生写的。有些人逐渐意识到，对女性更年期生物学现象以及激素替代疗法的治疗效果看似合理的分析，其实只是一种营销，而不是客观的临床论文。

在我们这个时代，老年男性和更年期女性在直接针对大众的营销的推动下，主动找医生开药，哪怕药物并没有被证明能解决他们的问题。在美国，如果一种药被批准销售，医生就可以针对任何临床疾病开出这种药。FDA批准了睾酮替代疗法，用里克·达根推销的这类产品，治疗像尼克·曼奇尼这样的患者，他们的垂体不再给睾丸发出分泌睾酮的信号，或者治疗天生多一条X染色体的男性。这些都是罕见的疾病，患者市场也不会很大。

然而，美国有近4 000万超过50岁的男性，如果医生给睾酮水平低的男性开睾酮，那么市场会有高达几十亿美元的效益。虽然FDA禁止制药公司推广超出批准范围的用途，但他们可以采取其他策略。《时代周刊》和医学期刊上的广告只是提升了大众对睾酮缺乏症的意识，没有提到具体的药物名称。作为对广告的补充，制药公司会赞助像伯特·福伊尔这样的意见领袖，他们能够影响同行或受训者。

可以自由地开FDA批准的药物，对医生的临床实践是有益的。在我所在的肿瘤学领域，被批准用于治疗特定癌症的药物，比如治疗睾丸肿瘤的顺铂或治疗胰腺癌的吉西他滨，其实具有更广泛的应用。顺铂成功治疗了很多患有卵巢癌的女性，吉西他滨让很多肺癌或乳腺癌患者获益。制药公司可以合法地进行超出 FDA 最初批准范围的药物应用试验。如果数据被证明是有益的，他们会让 FDA 扩大批准治疗的范围。如果支持疗效的数据很少，是矛盾的，甚至具有相反的疗效，这时进行营销就会有麻烦，制药公司会依靠意见领袖，虽然缺乏证据，但他们坚称药物有效。

“绝睾酮期”的存在并没有得到证明。研究并没有显示睾酮替代疗法对激素水平稍有下降且依稀出现了问卷上的症状的老年男性有益。与安慰剂组相比，替代疗法并没有明显增加患者大多数肌肉群的力量，也没有提升他们的性欲和精力。美国国家卫生研究院召集的专家小组的结论是，绝睾酮期并没有科学依据。然而，睾酮替代产品的处方数量依然急剧增长，远远超出了像尼克·曼奇尼这类明确缺乏睾酮的患者数量。**制药公司的主要目的是利润，他们会改变医生对什么可以被算作疾病及如何治疗它们的看法。**

1998 年，因为得了慢性病，我开始迷恋上一类新药。我的脊椎手术失败后，导致了长期的关节炎症状，使我不能从事自己最喜欢的长跑运动。每次开始跑步时，我后腰的肌肉会痉挛，连带着臀部都会疼痛。我不得不放弃跑步，虽然我可以游泳、骑自行车，但强烈的缺失感从未消退。后来，一位风湿病科的同事告诉我一种抗炎新药：环氧合酶 -2 抑制剂（COX-2），它的产品名是西乐葆和万络。我开始研究这些抑制剂。它们有可能让我重新拾起最爱的运动，这种想法打动了我。我的热情驱使我为《纽约客》写了一篇标题为《超级阿司匹林》的文章。文章引用了最新发布的试验数据，这个试验让慢性关节炎患者服用 6 个月的西乐葆。这篇文章虽然提出了一些警告，但它引起了关节炎治疗范式的改变。我幻想着服用环氧合酶 -2 抑制剂后，可以穿上运动鞋再次开跑。

所以我很熟悉福伊尔医生对睾酮产品的热情，这类似于我相信存在某种医疗方法，哪怕它不能逆转，至少也能缓解我脊椎的退行性改变。当然环氧合酶 -2 抑制剂并没有产生如我所愿的效果。尽管这种药确实对有些患者有效，但与其他抗炎剂相比，比如甲氧萘丙酸和异丁苯丙酸，它的效果并没有显著优势。它对患过胃肠道出血的患者最有效，环氧合酶 -2 抑制剂只是减少了其他抗炎药物刺激胃的副作用，并没有完全消除。它没有毒副作用，会带来治疗范式改变的理念被证明是错的。更严格的研究显示，服用环氧合酶 -2 抑制剂会引发心脏病和卒中，虽然这类病例很少，但确实存在，可能是因为对环氧合酶抑制引起了血管改变。

我对西乐葆和万络的另一个幻想是它们有助于预防阿尔茨海默病。有假设认为，炎症导致了大脑损伤，所以抗炎药对这类疾病有效。

小时候，我的外祖父马克斯·谢尔曼在我的生活中占据了重要位置。他在邮局工作，会给我们讲他和泰迪·罗斯福、莽骑兵（Rough Riders）的丰功伟绩。若干年后我才意识到，他太年轻，根本不可能成为莽骑兵，但当时那些故事非常吸引我，他成了历史和家族荣耀的一部分。外祖母去世后不久，外祖父的行为变了，变得沉闷、孤僻。一开始我们以为他心情不好。后来，他贫乏的情感被周期性的攻击取代了，开始出现言语攻击和身体攻击。外祖父是我见过的最亲切、最温和的人之一，他从来没有过这样的行为。后来我们发现他得了阿尔茨海默病，最后不得不把他送去精神病院。死的时候，他已经认不出我们了。

很多家庭被阿尔茨海默病的幽灵纠缠着，当然也包括我的家庭。所以想到每天服用像环氧合酶 -2 抑制剂这样安全的药物，服用几十年，不仅能让我重新奔跑，而且能让我避免患上外祖父得的那种病，我立即被深深吸引了，以至于蒙蔽了我的批判性思维。就像凯伦·德尔加多反复告诉患者的，几乎没有毒副作用、可以奇迹般逆转衰老的药物都是痴人说梦。我们现在知道的，环氧合酶 -2 抑制剂的某些数据一开始没有被公开，根据可获得的数据做出推荐是可以理解的，但因为个人愿望或制药公司的营销诱惑而迅速得出这种药有影响力的结论，在这之前我们应该保持清醒，等待更广泛、更持久的评估。

医生要避免迷失在医学文献中

几十年来，大量关于对绝经前期女性采取雌激素替代疗法的数据来自哈佛护士健康研究，这是所谓的“观察性研究”，意思是很多护士陈述自己一天中服用了什么药，吃了什么东西，做了什么事。研究者从这些报告中推断出哪些是健康的，哪些不是。尽管观察研究能得出有用的信息，但它们可能具有误导性。潜藏的偏见会阻碍被试者报告实际上对健康或疾病有影响的因素。治疗组与安慰剂组的预期试验往往能比观察研究得出更可靠的数据。美国国家卫生研究院赞助的“女性健康行动”是一项包括 15 000 多名女性的激素替代疗法的预期研究，探索了这种疗法的益处和风险。研究提前结束了，因为一个独立的专家委员会得出结论，雌激素和黄体酮会增加健康更年期女性患乳腺癌的风险。与服用安慰剂的女性相比，服用激素的女性患冠心病、卒中和肺栓塞的比率更高。这些结果让人对护士健康研究后被认为是传统智慧的观点产生了质疑。

观察性研究

观察性研究是在自然状态下，对研究对象的特征进行观察、记录，并对结果进行描述和对比分析。

但是在2002年“女性健康行动”的结果被公布出来之前，就有证据反驳老年女性应该服用雌激素来预防心脏病、卒中和阿尔茨海默病的观点。“让我担心的是，弗雷明汉研究没有显示雌激素能预防女性患心脏病。”德尔加多说。弗雷明汉研究是对动脉硬化和心脏病的风险因素进行的一项大型研究，它被视为“异常值”，因为与哈佛护士健康研究相矛盾。“这些年来我一直在思考这个问题。”德尔加多和她的很多同行不同，她没有忽视这个问题，然后就有了心脏与雌激素 / 黄体酮替代治疗研究。一家制药公司赞助了这项有安慰剂对照组的雌激素试验，本希望证明雌激素有助于预防老年女性心脏病再次发作，但结果正相反。不过消极的结果并没有让大多数临床医生停止开雌激素。营销的强大影响力似乎把道路上的障碍一扫而光。

2006年初，《华尔街日报》的头条赫然写道：“在‘女性健康研究’中，设计瑕疵引发了问题。”《纽约时报》的头条写道：“重新思考激素。”报刊的头条是为了抓人眼球，但它们有可能把错误的信息灌输给人们。《女性健康杂志》发表的一篇文章也采用了护士健康研究的数据。尽管我们不应该根据文章出现的地方来评判它，但临床医学界确实存在着等级之分。《新英格兰医学期刊》和《美国医学会杂志》属于最好的医学期刊。在我的专业领域中，《内科学年鉴》《血液学》《临床肿瘤学杂志》最享有盛誉。当研究者想宣布严谨的、突破性的数据时，他们尽量发表在顶尖杂志上。同样地，这些杂志会找很有影响力的作者来给它增光添彩。

女性健康行动和雌激素替代疗法研究分别被发表在《新英格兰医学期刊》和《美国医学会杂志》上。更早的关于护士健康研究的论文也出现在这些杂志上，但自我报告和其他偏差对护士研究的局限性变得越来越明显，它的可信度下降了。媒体喜欢追逐的主题不仅具有争议，而且能吸引具有理想人口统计特征的读者。激素替代疗法无疑发现了一群有可支配收入的读者。记者们在新闻中准确地报道了信息：更年期后马上开始激素疗法的女性患冠心病的风险降低了30%。这个观察引发了一个假设：女性最好在50岁出头，更年期开始时服用雌激素。而女性健康行动的参与者平均年龄为64岁，这可以解释为什么雌激素对她们的心脏没有起到保护作用。

文章揭示了对医学文化的一个微妙洞察。你站的位置取决于你坐的位置：你的专业会影响甚至决定你的立场。在这个事例中，妇科医生和心脏病医生站在了不同的立场上。妇科医生通常是女性的初级护理医生，几十年来开雌激素是她们的主要工作，所以即使承认它们没有决定性，她们也会欣然接受来自护士健康研究的数据。耶鲁大学妇产科学临床教授玛丽·简·米金医生接受《时代周刊》采访时说：“就个人而言，我打心底认为它是有益的。”米金医生透露说，她是制造雌激素的制药公司的顾问兼收费代言人，她自己也服用雌激素。

德尔加多认为米金的言论和福伊尔的言论很像。“她也相信激素的疗效。”不过德尔加多认为，与米金的“相信”不同，福伊尔的相信不是基于金钱。那么是基于科学吗？像耶鲁大学医学院这样著名医学院的教授说“打心底”相信某种治疗，而且她自己每天服用，这会对患者产生强大的影响。“我认为这些医生并没有在为制药公司出卖自己的名誉。”德尔加多说。

虽然他们的说法不客观，但是真心诚意的。这种真心相信的医生并不少见。

很多读者只读文章的标题或开篇段落，而且外行很难对权威的言论进行批判性的评价。例如，在《时代周刊》那篇文章的结尾，耶鲁妇产科与生殖科学系已退休主席弗雷德里克·纳夫托林医生对“女性健康行动”的数据提出了质疑，认为它明显反直觉。“女性雌激素减少与心血管疾病增加之间的关系不容置疑，”纳夫托林医生说，“所以为什么不验证一下保持育龄期的雌激素水平是否能保护心脏呢？”

心脏病医生的回应是，这一理论不足信。“动脉硬化在更年期之前就开始了，”雌激素替代疗法的主要研究者黛博拉·格雷迪医生说，“除此之外，为什么要接受有很多副作用的预防性干预，而其中的副作用包括血栓？”纽约康奈尔大学威尔医学院的心脏病学家兼临床教授理查德·福克斯医生同意这一观点，他说：“这些人无论怎样都不愿放弃。没有证据能很好地证明激素疗法可以降低患心脏病的风险，而有合理的证据显示它会增加患心脏病、卒中、肺栓塞和乳腺癌的风险。我建议所有女性都不要接受雌激素替代疗法。”

“自然规律不应该是错误的，这解释不通，”德尔加多在谈到女性更年期后雌激素水平逐渐下降时说，“每位女性接受相同的药物治疗也是不合理的。**每位患者都是独特的，应该找出最适合的预防方法。”一刀切的处方会有问题。**尽管德尔加多觉得美国国家卫生研究院赞助的“女性健康行动”是正确的，不过对她来说，一种激素无法让女性恢复青春似乎应该是常识。

德尔加多认为女性健康行动并没有完全否定雌激素。她依然会对适合的女性采取雌激素疗法。她告诉我说：“你必须权衡信息，评估风险，然后做出折中。”例如，最近她给一位更年期女性看病，该患者潮热非常严重，她妈妈患过乳腺癌。众所周知，雌激素会诱发乳腺癌，这样的家族史也令人担心。但是那位女士的症状严重到使她无法工作、无法社交的程度。“我建议她服用雌激素来帮她度过这段时期。”德尔加多说。在推荐激素治疗之前，她向患者详细解释了利弊，强调说即使在密切监控下，也有可能患上乳腺癌，而且她希望可以很快停掉激素。做这个决定挺不容易，不是简单的权衡，这类选择通常都不容易。

所以对像这样有严重更年期症状的女性，德尔加多会让患者在短时间内服用雌激素，直到更年期过去。除非有明确的继续治疗的需要，而且没有其他选择，否则她会停止用药。“激素不是不老泉。”无论媒体和一些医生如何描绘它们。相信雌激素这样的激素能预防衰老造成的结果，比如心脏病和记忆力减退，她说“完全不合理”。衰老的生物过程涉及很多生理系统，包括很多分子的改变。只盯着一种分子，比如雌激素，并把它作为治疗方法未免太天真了，而且正如“女性健康行动”的研究所显示的，这样做具有潜在的危险。

“用简单的方法解决复杂的问题，这对患者和医生都很有诱惑力。”德尔加多说。

不能任由医疗营销牵着鼻子走

道格拉斯·沃森在制药业工作了33年，担任瑞士诺华公司（Novartis A.G.）美国子公司的总裁兼CEO。据我所知，沃森有道德，用数据说话，所以我想通过和他交谈了解制药公司资深高管的观点。沃森出生于苏格兰，快人快语，直截了当，很多苏格兰人都具有这些特点。他在剑桥大学读的是纯数学专业，后来在大型制药公司里一路升职，1999 年从诺华公司退休。沃森曾说过一段让我印象深刻的话：如果新药标志着重要的改进，无论是药效更好，还是安全性更高，或副作用更少等方面，那么不需要统计技巧就可以说服医生试用它。

“在营销方面，我的目标是让医生对一两位患者试用新疗法，是一两位，不是成百上千位，”他告诉我，“我们希望医生能对药物有积极的看法，看到它对这一两位患者是有益的。这样他会愿意了解如何恰当地使用它，如何把它纳入他的标准治疗中。”

沃森说营销研究显示，大多数医生常开的药大约有 20 多种，其中大多数是他们在医学培训时或培训后不久开始采用的药物——即使培训已经过去了几十年。多数执业医生喜欢对自己的治疗有控制感，尤其是对药物。事实上，通常没有必要开最新的高血压药物或关节炎药物，因为治疗这些疾病的大多数新药要么是模仿之前的药，要么只有少量的改进，没有范式的改变。“可能有一两代的产品能提供‘边际改进’——我用这个词来指这类新药，但有经验的临床医生会依赖他的‘经久不衰的老药’，而且依然可以有效地治疗患者。”沃森笑着说。“在这件事上我看到了两个视角：作为商人，这会让你发疯，因为我想把产品卖给你；但是如果我是患者，这样做很合理，因为我通常不需要‘最新、最好的’药来改善健康。”

“患者对抗炎剂缓解关节疼痛的效果很不满意，”沃森继续说，“有一位名叫杰瑞的被试者，我猜他和你很有同感。”沃森很了解我腰部的长期疼痛。“当新的关节炎药物被开发出来时，它会迅速渗透到市场中，因为人们说：‘我现在吃的药不太有用，何不试试新药呢。’”通常在六个月时间里，新关节炎药物能占据的市场份额基本就全被占据了。“每个人都跑去找医生，‘我在电视上看到西乐葆或万络的广告了’。知道患者的关节炎没有明显改善的医生会给他们开新药。”如果广告宣传的是降血压的新药，沃森说：“今天的药物，更不用提昨天的药物，可以很好地控制大多数人的血压。”所以医生不愿意尝试新药，哪怕患者要求。

在沃森看来，睾酮替代疗法类似“伟哥”，制药行业在利用文化变迁。“在我小时候，性功能的话题可上不了餐桌，”他说，“哪怕在20年前，我觉得好像并不存在像今天这样关于性的社会期望。驱动医生开出睾酮、‘伟哥’和其他药物的是社会改变，总体上跟‘需要’这个词关系不大。”沃森笑着承认，在开发“伟哥”时，他没有充分意识到它的潜力。他只针对少数阴茎神经受损的男性患者，或者做过盆骨放射治疗或手术的男性。他没有料想到，很多服用这种药的男性不是为了治病，而是为了娱乐。

“谁能预见到鲍勃·多尔（Bob Dole，美国共和党成员）会在电视上谈论它？”在沃森看来，多尔做的这则广告在大众中引发了巨变，对医生产生了连锁反应，给“伟哥”带来了几十亿美元的收入。如果一个来自堪萨斯州、政治主张通常偏保守、妻子漂亮又充满活力、受人尊敬的战争英雄倡导这种药，那么任何人都会安心地用它来改善自己的性生活。睾酮和“伟哥”这类药物的主要区别是，“伟哥”会引起明显的身体反应，持久的勃起，而对睾酮的研究发现，与安慰剂相比，睾酮通常没有提高性欲的功效。

我问沃森，药物的“有道德营销”指的是什么，他回答说，营销的主要目的应该是把某种制剂的副作用和潜在益处准确地告诉医生。他说大多数医生是通过制药公司了解新产品的，“花时间和精力深入了解一种新药的医生只是特例”。研究也支持了这一观点。为此，他认为应该把教育资料给没有时间亲自了解数据的医生，这些资料为新药物确定了合适的细分市场。

“优秀的销售代表会让医生把注意力放在药物的重要问题上，然后希望医生能抽时间看一看药品说明书和其他资料，这些资料同样聚焦在关键内容上。”与简单的销售不同，这种方式应该成为医生教育的催化剂。

“我不想假装我们不是在销售，因为我们就是在销售，”沃森说，“但有好产品、有道德的公司应该首先教育医生如何使用它。”这种方法有财务上的自利。对药有更好的了解之后，医生更有可能试一试它，而且会用正确的方法去试，沃森说。

“我们想把好产品推荐给合适的医生。因为如果药开得不对，要么没有效果，要么产生难以预料的副作用。这是我们最不愿意看到的事，它们对患者都不利。这会让医生对这种药失去兴趣。”

“老实说，有些医生是意志薄弱的软骨头，当有患者来看病，说他膝盖疼的时候，医生生怕如果自己不开点药，患者就会去找别的医生，你可以让他开出广告上出现的任何新药。”沃森对我说。其他医生在回应直接针对普通大众的广告时，“会对他们自己说，他想要这种药，我本可以开些别的药，但其实没有什么区别，所以我还是开他想要的药吧”。这是“大众驱动的”竞技场，你在这里能见识到“真正的营销”，某些制药企业制造出对某些产品的需求，这些需求不是基于医疗需要。

沃森的话让我想到了价格昂贵的消化药，其实只用很少的钱就可以买到对大多数人来说效果相同的普通抗酸剂。与很多制药公司的宣传相反，沃森说大多数仿制药一样安全有效，可以给个人和社会节省很多成本。但是制药公司通过咄咄逼人的营销手段来反对仿制药，试图用礼物和额外收入来影响医生的行为。“我可以告诉你，如果医生因为收了销售员送的万宝龙钢笔而给患者开昂贵的专利药，那他不是我想找的那类医生。”

治病没有“专营权”

在和沃森聊过后不久，我和认识的一位外科医生交谈。巧的是，第二天他要去科罗拉多州参加一个医学会议，同时也是他的一次滑雪之旅。所有的旅行费用，包括机票费、酒店费、餐饮费和会议费，都由一家制造外科手术设备的公司支付，他在手术室里经常使用这家公司的设备。这可不是只送一支万宝龙钢笔那么简单的事。这趟旅行要花费数千美元。

“我认为这不会影响我，让我更多地使用他们的产品。”这位外科医生坚持道，我说我对此表示怀疑。他答道：“事实上在工作中我会分成一半一半。一半时间用这家公司的设备，另一半时间用他们的竞争对手的设备。”他大笑着说，通过牵制住每一方，他可以获得更多的额外收入。

他没有说的是，他做手术时用的产品原本是否必须用。有时高昂的手术费加上设备公司的慷慨赠予推动了不必要手术的增加。脊柱融合术就是一个很好的例子。

历史的视角有助于理解治疗慢性背痛的手术的争议性。外科医生列出了长长的手术清单，这些手术即使不是无效的，效果也令人失望。20 世纪 50 年代，很多患有心绞痛和冠心病的患者接受了对胸骨下端的动脉进行结扎的手术。当时的医生相信这个手术通过堵塞冠状动脉，能够增加流向缺血的心脏的血液。20 世纪 50 年代末，临床试验显示，接受假手术的人和接受真手术的人有一样好的效果。显然，很多患者手术后之所以感觉良好，是因为安慰剂效应。

对特定疾病的生物原理的误解导致了一些流行一时的手术。1895 年，威廉·霍尔斯特德（William Halstead）在约翰·霍普金斯医学中心首创了根治性乳房切除术，它成为治疗乳腺癌的常规疗法。20 世纪 70 年代早期，我在哥伦比亚大学学医时，没有人质疑这种手术。美国的外科医生都相信乳腺癌会扩散，唯一的治愈方法就是切除整个乳房和底层的肌肉。到 20 世纪 80 年代，医学界认识到，肿瘤细胞在早期就可以通过淋巴管和血管扩散到身体各处。切除肿瘤、保留乳房的乳房肿瘤切除术及术后的局部放疗被证明像根治性乳房切除术一样有效，而且对患者的伤害和损坏更小。

脊柱融合术可能很像我们这个时代的根治性乳房切除术。2006 年，美国实施了超过 15 万例的下腰椎融合术。手术包括去除下腰椎的椎间盘，用金属棒和螺丝钉支撑椎骨。这个手术对脊柱骨折或脊柱肿瘤的患者非常有益，但是这些手术只占所有脊柱融合术很小的比例。脊柱融合术更常被用来缓解腰部的慢性疼痛。这些手术是否有效，医生为什么要实施这种手术，这些都是很严肃的问题。

CT 和磁共振常被用来确定患者是否需要做手术，但椎间盘受损或退化与腰部疼痛之间的相关性非常弱。例如，研究显示，在年龄超过 40 岁的人中，27% 的人患有椎间盘突出，10% 的人椎间关节异常，50% 的人在 CT 扫描中可见其他明显的解剖改变。然而这些人都没有背痛。在用磁共振实施的研究中也发现了类似的结果：在年过 60 岁的人中，36% 的人患有椎间盘突出，80% ~ 90% 的人有明显的椎间盘退化，表现为椎间盘狭窄或膨出。尽管下腰椎存在明显的解剖改变，但这些人没有十分痛苦的背痛。当然不排除有些人的椎间盘损伤碰巧伴随着剧烈的疼痛发作。即使在这种情况下，研究显示外科手术通常没有必要。保守疗法可以让 80% 以上的人康复，比如使用抗炎药物，短期休养，然后逐渐增加运动和物理治疗。

一种叫椎间盘切除术的简单手术可以更快地缓解疼痛，做法是刮掉突出的唇样增生，按压神经根。不想做手术的人可以采用保守治疗，但不舒服的时间会比较长。

腰部的肌肉、肌腱、骨骼、关节和韧带中都有感觉神经，它们通过脊髓会把疼痛信号传递到大脑。腹腔和盆腔中也有器官，这些器官发炎或生病时，会把疼痛信号传递到背部。鉴于这些结构，腰部慢性疼痛的原因常常是个谜。患者可能会逼着医生说出他们为什么会感到不舒服。

医生从事何种专科会极大地影响他们对诸如长期腰部疼痛等症状的思考。1994 年发表的题目为“找谁看病决定了你得的是什么病”的一项研究显示，各组专科医生偏爱用自己专科的诊断工具来评估患者。比如神经科医生常用肌电图评估神经传导系统是否完好。肌电图就是把针插入肌肉，然后通入少量电流。专攻关节炎和其他关节疾病的风湿病专家会开血清检查单，它可以查出比较罕见的自身免疫性疾病。外科医生会开磁共振扫描检查单，查看患者的脊椎和椎间盘的解剖结构，然后提出手术方案。

一位看过很多腰痛患者、专业是麻醉学和疼痛管理的医生告诉我，每种诊断和治疗方法本质上是一种“专营权”，太多的专营权在争夺控制权，我意识到他不只是用商业术语来打比方。他说如果给患者做手术，哪怕只是把一根针插进他身体里，保险公司的报销比率也会比做身体检查的保险比率高得多。他说这就是为何医生很有动力做侵入性操作的原因。

另一方面，华盛顿大学的初级护理医生理查德·德约医生研究了治疗数千名腰痛患者的结果，他强调说，在大多数病例中，诊断性检查既没有提供信息，也没有起到引导治疗的作用。

研究显示，85% 的腰痛患者通常被含糊地归为“拉伤”或“扭伤”。因此诊断根本不重要，因为无论如何结果都差不多。90% 的腰部疼痛剧烈的患者即使不接受治疗，2 ~ 7周后疼痛也会有所缓解。即使椎间盘严重破裂，预后也会不错，尽管恢复通常比较慢，80%没有做手术的患者在6周内会感觉好了很多。一段时间后，椎间盘会缩回去，不再压迫神经，炎症会消退。

正如前文提到的，如果你得了急性坐骨神经痛，简单的椎间盘切除术会让你的疼痛很快得到缓解，所以一些患者选择了这项手术。然而与治疗急性腰痛相比，用手术治疗慢性腰痛的基本原理相当不明确。医生如何治疗患有慢性疼痛的患者在很大程度上会有经济方面的考虑。

知情选择比知情同意更重要

和我交谈的脊椎外科医生不愿被提到名字，因为他担心坦诚的回答会损害他们在医学界的地位，减少转诊的患者。我称呼其中一位外科医生为“惠勒医生”。他一周做2 ~ 3台脊柱融合术。多年来，惠勒医生建议那些背痛的患者不要做融合术，除非绝对有必要，如疾病导致脊椎骨错位或受损，有可能伤及脊髓或神经。这类病情并不常见，占慢性腰痛病例的比率不到2%。“给腰痛患者下的诊断通常是‘脊椎不稳定’，”惠勒医生说，“这个术语被用来证明患者应该做手术。这是个绝妙的诊断，因为无法直接反驳它。”

就像相信老年男性应该接受睾酮替代疗法的福伊尔医生一样，和我交流的几位脊椎外科医生也相信脊椎不稳定的诊断，相信需要做融合术。他们一般会给患者开脊椎X光片，当弯曲或伸展脊椎时，如果椎骨有少量移动，他们会跟患者解释说这就是脊椎不稳定的证据。但是脊椎外科和康复科的专家，比如惠勒医生和新英格兰脊柱中心的詹姆斯·兰维尔医生，他们对这些微小的改变能引起慢性疼痛深表怀疑。

多年来，惠勒医生建议长期背痛的患者不要做融合术。但是他发现患者相当抵触这个保守的建议，尤其当患者的疼痛是由工伤造成的，因为长期伤残能使他们获得经济利益。他告诉我，他所在社区有四名神经科医生直接和律师合作。律师把因为事故或工伤造成背痛的患者介绍给这些神经科医生，这些医生向每位患者收取 15 00 美元的肌电图检查费，然后再从律师那收取 500 美元的报告费（惠勒医生说在 20 多年的从医过程中，他从未见到这些神经科医生在事故病例的肌电图检查中得出阴性结果）。神经科医生会告诉患者，他们得了严重的椎间盘疾病，这会让患者觉得更疼。此外，如果患者做了手术，这些医生会告诉他们，他们不必再回去上班了。

惠勒医生说，每当这些神经科医生告诉患者，说肌电图或磁共振表明他们的脊柱存在严重问题时，他就觉得很难办。以前，当惠勒医生质疑这些神经科医生时，他们会反驳说：“我绝对支持‘以患者利益为转移’。”

当然大多数医生的行为没有这么过分，他们根据检查和扫描中得到的信息给患者提供正确的建议。然而，目前的医学文化助长了有利可图的转诊网络和手术，却不鼓励有价值的重要检查。为了获取保险利益，患者也倾向于做手术：如果他们接受背部手术，通常可以获得更多的伤残金。惠勒医生发现，几乎所有被他拒绝的患者最终都接受了其他医生做的手术。他决定，如果患者想找他做手术，他应该做，至少他可以知道手术做得很完整。

保险公司给融合术的报销比率比给脊椎切除术的报销比率高。例如，在惠勒医生从医的地方，外科医生可以从脊椎切除术上获得大约 5 000 美元的保险费，而融合术的保险费大约为 20 000 美元。经济激励明显向融合术倾斜。

对大多数长期腰痛的患者来说，融合术对他们的疼痛或活动性并没有显著的影响。然而很多外科医生并不关注糟糕的结果。斯堪的纳维亚的一项前瞻性试验，比较了做过手术的慢性腰痛患者和没有做手术的患者。两年后，独立观察员的结论是：手术组中每 6 位患者仅有 1 人认为手术效果“非常好”，只比接受物理疗法的患者多一点。尽管效果这么令人失望，但一些脊椎外科医生只引用支持手术的研究结果。

1993 年，美国联邦卫生保健政策与研究署召集了各个专科的 23 位背痛方面的专家，这些专科包括神经科、骨科、内科、放射科、脊椎按摩、风湿免疫科、心理学科和疾病护理。华盛顿大学的理查德·德约也在这个小组里，他最近发布了一篇对现有研究的统计分析，这些研究显示，脊柱融合术缺乏科学原理，发生并发症的比例明显比脊椎切除术高。这个联邦专家小组打算通过评估与诊治腰痛相关的科学证据，为急性腰痛提供临床管理的指导原则。尽管小组没有讨论保险承保范围，但美国老年人医疗保险和私人保险公司在决定报销时，很可能会考虑这些指导原则。

这个联邦专家小组一成立就遭到了攻击。北美脊柱协会批评这个小组没有进行公开的协商，声称小组成员对手术有偏见。协会游说美国国会中断为美国联邦卫生保健政策与研究署提供专家小组的资金。德约告诉我，反对者的理由是：“这些家伙反对手术，反对融合术。”但是德约坚称：“我们真的不是别有用心，我们的目标是要批判性地核查这些常用医疗措施的证据和结果。”

1994 年 11 月选举之后，新形成的众议院认可协会的指责，反对专家小组。尽管美国医学会、美国医师协会和美国医院协会都想拯救美国卫生保健政策与研究署，但众议院取消了它的预算。这场斗争又转向参议院。尽管美国卫生保健政策与研究署最终保留了下来，但国会大幅削减了它的资金。一家生产融合术所用硬件的公司想通过法院禁令阻止发表专家小组的发现。指导原则最终还是发表了，它强调了像物理治疗这样的保守治疗，但围绕专家小组的争斗，损害了它的可信度，它的建议对医疗实践没有产生影响。

虽然和我交流的一位脊柱外科医生依然认为自己反对专家小组的行为是正确的，但他承认，在美国，融合术的增长非常迅猛。他指出，20 多年前他开始学医的时候，只有几个脊柱外科协会，现在协会数量超过了 80 个。每年培养出来的专科医生越来越多，他们当然会找机会运用所学。技术发展得很快，可以在脊柱里插入新型的螺钉、支架和其他机件。这些设备的市场推广来势汹汹，为制造商和使用它们的医院创造了高额利润。

我和一位在奢华的旅游胜地刚开完脊椎外科会议的医生聊了聊。就像我那位外科医生朋友一样，这位医生整个旅程的费用由制造融合术硬件的公司支付。他声称这些额外收入不会改变他的行医行为，也肯定地说他相信融合术。他说:“他的手术效果比已发表文献中的都好。”但在我的追问下，他承认很少有长期的随访研究，他没有参加过任何随机的前瞻性对照试验，将融合术与其他像物理治疗这样的保守治疗进行比较。

政府没有阻止不必要的手术，企业非常有兴趣推广它们，医生开始相信它们，唯一有可能阻止这股潮流的是医学院和它们的附属医院。很多医院确实想摆脱企业的“影响”。

2006 年 1 月,《美国医学会杂志》发表了一篇引起大量关注的文章。在文章中，哥伦比亚大学和哈佛大学的学术医生建议医生们自我监督，避免制药行业的不当影响。如果没有与私营部门的合作，便不会有医学的进步，无论是新药的开发，还是新的可植入设备的开发。自由的企业经济意味着企业会努力占据尽可能大的市场份额，使利润最大化。另一方面，医生在做与患者相关的决定时，应该避免考虑自己的经济利益。文章的作者甚至断言，即使微不足道的小礼物也会对医生产生微妙的影响。他们认为，送礼物会让人有意识或无意识地觉得自己有义务给予回报。

很多医院、医学院和医学期刊要求医生阐明与企业的经济关系：有的企业请医生担任顾问，有的企业资助研究或教育活动。披露的目的是将这些关系公之于众，改变患者或期刊读者的偏见或成见。通常，文章的作者认为这样的披露还不够。他们提到了华尔街，尽管分析师的雇主和某些公司之间存在着经济联系，但股票分析师依然会不当地宣传这些公司的股票。披露的效果可能事与愿违：患者或读者认为披露让医生或科学工作者不再有与个人利益相关的偏见，其实披露并没有起到这样的作用。

布里格姆妇女医院的杰出血液病医生汤姆·斯托塞尔在《华尔街日报》上写过一篇驳斥文章，他认为医生与相关行业的关系对医学进步非常重要，断绝或严重破坏这种关系最终会伤害需要新药的患者。

在评估潜在的利益冲突时，我就职的医院会把临床治疗和实验室研究区分开。医院鼓励实验室研究者和相关行业建立关系，因为有些疾病目前无法被治愈，而这种关系对开发新疗法非常重要。另一方面，如果临床医生担任制药公司或医疗器械制造商的顾问，那么个人经济收益很可能会影响医生的思考，所以医院不允许这些医生参与测试药物的实验。这种限制不像《美国医学会杂志》上那篇文章建议的那么严苛，医生可以接受一些额外收入，比如高级餐厅的晚餐、会议演讲的酬金（会议赞助者以“教育补助金”的形式送给医生）。如今，大多数医院和医学院处于这样的灰色地带。

我们不可能在不久的将来把个人经济收益彻底从临床决策中排除。几位脊柱外科医生告诉我，他们不会参加将脊椎切除术和脊柱融合术进行比较的试验，因为脊柱融合术是他们的主要收入来源，而且他们相信手术的价值。这就是达特茅斯医学院的詹姆斯·温斯坦医生面临的障碍，他想发起一项全国性的研究。温斯坦是整形外科医生，也是治疗背痛方面的一流专家。他告诉我，医生治疗慢性腰痛的方法需要有根本性的改进。他说医生必须把目前医学对腰痛的所知和未知的信息公允地告诉患者，还要把各种治疗方法告诉他们。温斯坦倡导的是“知情选择”，而非知情同意。在知情选择中，患者对所有选项及可能的风险和益处都有全面的了解。

在某种程度上，知情选择意味着患者知道不同的医生对某种疾病的看法，以及科学、传统、经济激励和个人偏见如何影响他们的看法。所有的信息不可能从一个地方获得，所以患者和患者家属应该问医生：他们建议的疗法是标准疗法吗？其他专家是否会推荐其他的治疗方法？为什么？普通患者还应该问新疗法是否经过了时间的考验。

凯伦·德尔加多是这方面的楷模，她将常识与临床试验中获得的科学结论相结合，从不害怕质疑习俗和传统。她将医学视作使命，而非生意。她避免任何有可能影响她诊治的经济诱惑。患者在看了报纸或电视上报道一项研究或所谓突破如何受医生们称赞后，常常会来找她。

“他们可能相信那个，”德尔加多对患者说，“但我想说一说我们目前知道什么，不知道什么。”

H O W D O C T O R S T H I N K

避免陷入商业伦理的思维误区，医生需要：

- □ 不被制药行业的营销、广告所左右
- □ 对所谓的“权威”文献报以理性态度
- □ 对医学权威人士的商业倾向懂得理性分辨，不盲从

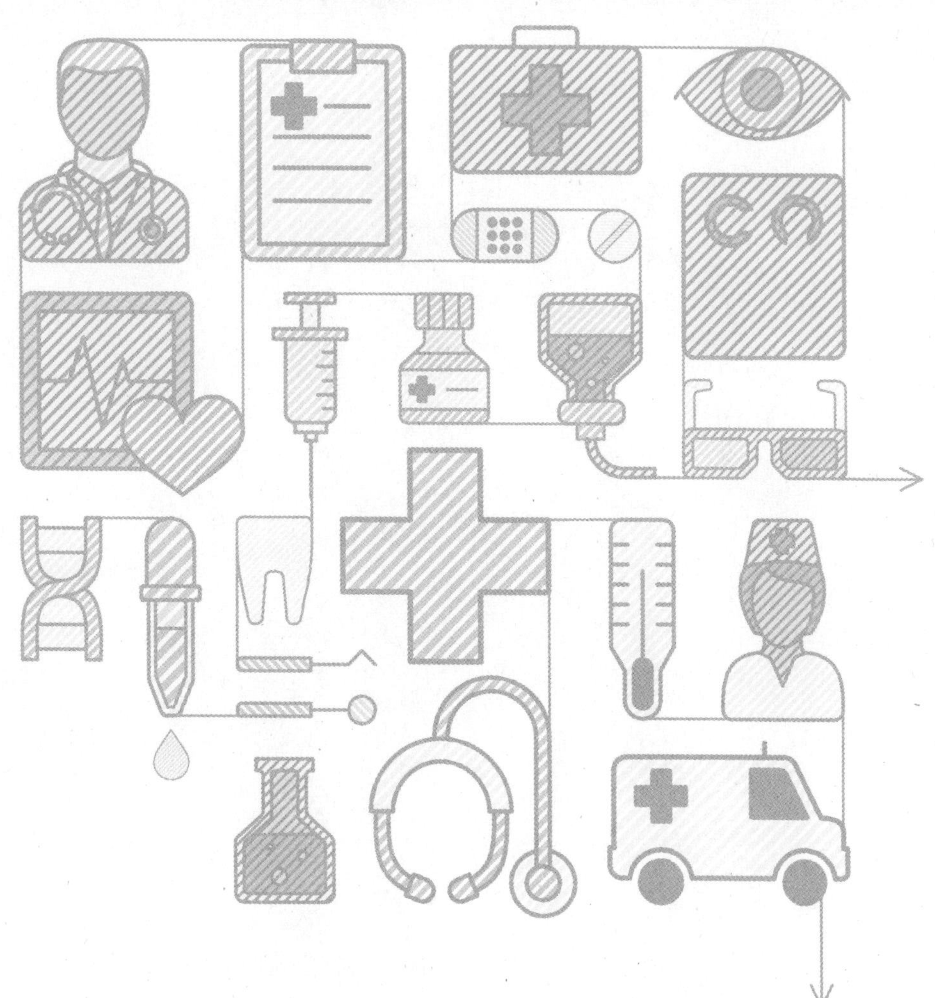

10

最好的医术是技术与思维的完美结合

HOW DOCTORS THINK

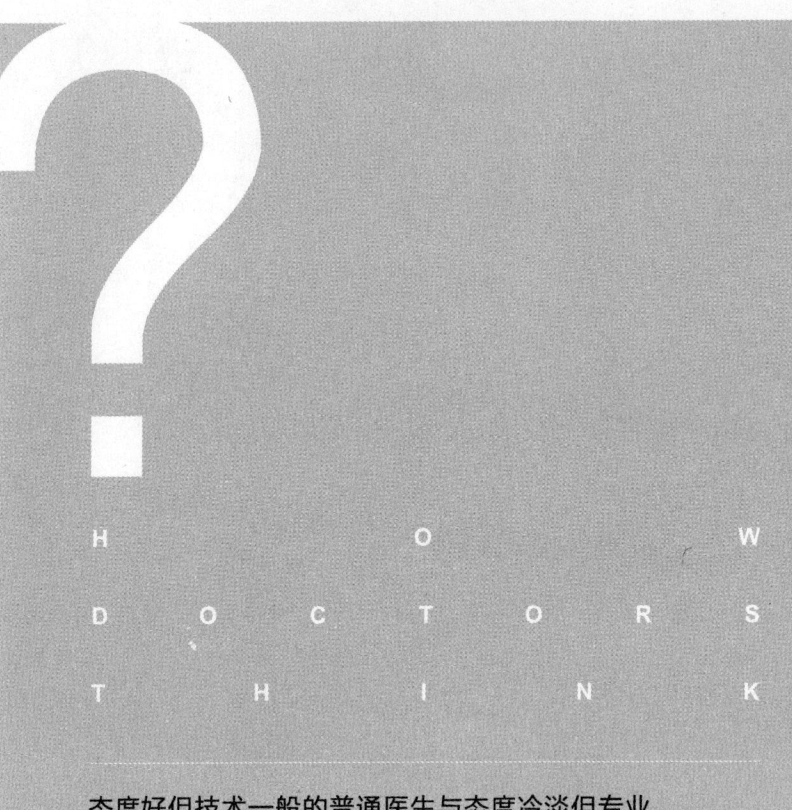

态度好但技术一般的普通医生与态度冷淡但专业技术过硬的名医，你会选谁？

A 普通医生

B 名医

扫码测一测你是不是对自己负责的患者，
获取全书答案和解析。

心中有“数”还不够，用对用好很关键

纪念医院是一座21层的棕色砖砌建筑，占据了曼哈顿东部约克大道第68街和第69街之间的整个街区。与医院相连的是斯隆凯特琳研究所，那是一座由钢铁和玻璃构成的研究实验室大楼。2005年，纪念医院接受了21 000名住院患者，门诊量达到44.5万人次，做了近16 000例手术，实施了11万次化疗。医生、护士、心理医生、社会工作者、实验室技术人员、支持人员约有9 000人，他们每天为医治癌症患者努力工作着。

这家大医院的历史可以追溯到一位年轻女士的不幸遭遇。她叫伊丽莎白·达希尔，1890年的夏天开始发病。斯蒂芬·霍尔（Stephen S. Hall）在他的书《血液中的骚动》（*A Commotion in the Blood*）里详细记述了达希尔的情况。

达希尔乘火车横穿美国，在旅途中，她的手在两个座位之间被挤了一下，变得又肿又疼，她估计是感染了。直到她回到新泽西的家里，疼痛也没有

消失。9 月，她去纽约一家私人诊所看病。医生名叫威廉·科利，28 岁。

科利不确定达希尔得的是什么病。他估计也是感染，在连接小拇指和手掌的关节下方，他切开一个小口。被切开的地方只流出几滴脓液。在接下来的三个月里，达希尔经常去找科利看病，科利决心要找出病因，解除她日渐加重的疼痛。在咨询了纽约医院几位资深的外科医生后，科利认为应该更深入地探查肿胀的组织。

1890 年 10 月，达希尔接受了手术。科利刮去了达希尔肌腱和骨骼上像软骨一样的坚硬物质。手术没有找到病因，只暂时缓解了达希尔的疼痛。11 月初，科利给达希尔做了活检，最终做出的诊断是肉瘤。肉瘤是结缔组织的癌症，生长在骨骼、肌腱或肌肉中。科利太想救达希尔了，他打算把这位年轻女士胳膊肘以下的手臂截掉，但是太晚了。在接下来的几个月里，肉瘤扩散到了她的脸部、胸部和腹部。她的疼痛变得非常剧烈，只有大剂量的吗啡才能控制疼痛。1891 年 1 月 23 日上午 7 点，伊丽莎白·达希尔在家中去世。科利医生就在她的床边。

几个月后，科利向纽约医学协会的同行展示了达希尔的病例。他用以下的话做总结："疾病……会以阴险、神秘的方式攻击非常健康的人、充满活力的年轻人，在几个月里摧毁生命，这绝对是一个值得我们好好思考和不断研究的重要主题。"

达希尔原本是又一个不幸死于癌症的年轻女人，但她是小约翰·洛克菲勒（John D. Rockefeller，Jr.）的好朋友，小约翰·洛克菲勒是标准石油公司创始人的独子。洛克菲勒是通过达希尔的哥哥认识达希尔的，他非常喜欢她，把她视作自己"领养的妹妹"。达希尔的死让洛克菲勒很震惊。几年后，他接手家族做了几代人的慈善项目，成立了纪念医院。

斯蒂芬·尼莫是纪念医院的一名内科医生，遵照威廉·科利的传统诊治患者，经常进行“深入思考和不断的研究”。在最近一个春天的早晨，尼莫医生走过医院 11 层的走廊，进入一间会议室，开始他的住诊教学。他是一名血液科医生，专门治疗白血病、淋巴瘤和其他恶性骨髓疾病。尼莫身高将近 1.83 米，额头上有一个突出的美人尖，椭圆的脸上架着一副无框眼镜。他开玩笑说，他是少数几个为了打曲棍球而进入麻省理工学院的学生之一。

那天，尼莫穿着雪白的白大褂和上过浆的蓝衬衫，系着丝绸领带。他非常准时，这让他很满意。血液科的同事和临床的资深住院医生在等他。当天有新病例要呈现，在寒暄了一番后，他开始说：“马克斯·博恩斯坦是一位 59 岁的老绅士，两年前他的大细胞淋巴瘤得到了成功的治疗，现在他患上了骨髓增生异常综合征。”

骨髓增生异常综合征意味着骨髓中的原始细胞受损，即干细胞受损。受损的干细胞正常生长受阻，开始混乱地生长，不能产生足够的血液。在博恩斯坦的病例中，正是两年前治愈他的淋巴瘤的化疗伤害了骨髓干细胞。

“他的白细胞数为 1 900，血小板 74 000，血红蛋白 98，”[①]一位同事说，“我计算了他的所有参数，包括在骨髓中的发现。计算后的分数处于国际预后积分系统（IPSS）的中 2 级风险。基于他的分数，我只是给他输了血，除了这类维持措施之外，什么都没有做。”

---

① 三个指标的单位分别为：个 /mm^3、个 /mm^3、mg/L。

MDS 的国际预后积分系统（IPSS）

此系统的建立是根据 800 多名仅靠输血支持的骨髓增生异常综合征（MDS）患者自然转归分析，结果发现，细胞遗传学异常、骨髓中原始细胞数及血细胞减少程度是影响 MDS 患者向急性髓细胞性白血病转化和生存期的独立预后因素。

尼莫的脸紧绷着。“我对他的分数处于国际预后积分系统的什么位置不感兴趣。”他对那位同事说。

“嗯，我们可以运用另外一套评分系统，基于国际卫生组织分类……”

“你没有抓住要点。”尼莫打断他。这一点常常被忽视，尼莫认为在培养下一代血液科医生时，这一点非常重要。

“但是他患有国际预后积分系统中 2 级风险的疾病。”那位同事说。

“等一等，”尼莫说，他转向住院医生问道，“他只是说那个人得了国际预后积分系统中 2 级风险的病吗？”

住院医生一脸困惑地答道：“是的。”

“但是那有什么问题吗？”尼莫反问道，然后转向那位同事，“这真的是你想说的吗？”

“嗯，为什么不是？”那位同事答道。

“你赞同那位患者因为之前的化疗而得了骨髓增生异常综合征吗？”尼

莫问，他开始引导那位同事换种思路。

“是的。”

“那么，你应该知道，国际预后积分系统排除了因为之前的治疗而导致骨髓增生异常综合征的患者，”尼莫停顿了一下，“这是我的第一个观点，但更重要的是，为了治疗患者，你需要知道国际预后积分系统的分类吗？”

“嗯，我们一直都会计算国际预后积分的。”那位同事说。

“是的，确实如此。但上周那个人的白细胞数量是 3 200，7 天后降到了 1 900。他的血小板从 105 000 降到了 74 000，所以在这个时候我关心国际预后积分。我知道这个人会有大麻烦，他的情况在迅速恶化，需要立即治疗，不仅是输血这样简单的维持措施。立即救治。”

就像尼莫后来向我解释的，他经常会遇到年轻的医生放弃自己的思考，用分类系统和算法来替他们思考。在这个例子中，那位同事根据博恩斯坦的血细胞计数和骨髓情况，确定他在坐标网格上的位置，当尼莫提出质疑时，他的反应是采用另一套分类系统。

“这是一种静态的方式，”尼莫说，“严格地说，这没有错，但从临床上讲，这样做是错误的。”尼莫认为，这类样板系统的大量产生使医生变得拘泥于通用的描述，忽视了患者个人的特点。“这个人从分类系统上看还不算太糟。”尼莫继续说，这就是为什么那位同事只采取了维持措施，而没有进行积极的治疗。但是以这种方式看待博恩斯坦的病会产生一种错觉，那是人造的系统产物，因为分类系统不会考虑患者发病的过程、血细胞计数下降的比率。按照博恩斯坦的轨迹，他的血细胞数量很快会下降到危险的水平。如果不进行有效的治疗，他有可能会死于感染或出血。

在医学的所有分支中，评分系统的数量在迅速增加。它们对组织临床数据很有帮助，为评估复杂而多样的疾病提供了结构，但是它们同样很有诱惑性。医生始终不能确定何时使用毒性很大、具有潜在致命性的化疗。在这个例子中，尼莫建议骨髓移植，在血液科 / 肿瘤科，这是最极端的治疗，它有可能治好患者，也有可能害死他们。决定患者是否需要骨髓移植及何时实施移植，是非常重大的责任。在坐标网格上确定患者位置的做法不会导致像骨髓移植这样极端的治疗，对医生和患者来说都是一种解脱，但是，这可能是一个严重的错误。依赖评分系统比较适合如今临床医疗的快节奏。

博恩斯坦只是那位医生一周看过的几十名患者之一。算法和网格为他提供了捷径，帮他应付评估几十名患者的繁杂过程，尼莫想推动他对每位患者都采取困难但必要的思考方式。

疾病没有“好”“坏”之分

除了诊治患者之外，尼莫还监督着一个大型的研究项目，研究的是像淋巴癌和白血病这样的恶性血液疾病。“我相信实验室工作对我的临床思考很有帮助。如果做了两次实验，都没有得出结果，就没有理由以相同的方式做第三次了。你会问自己：我遗漏了什么？下次应该做出怎样的调整？临床上也有相同的迭代过程。如果你治疗某位患者，他没有好转，你一定会思考新的治疗方法，而不是继续采用相同的疗法，你还会思考自己是否遗漏了什么。”

这番看似显而易见的言论其实是深刻的领悟，因为对医生来说，总是用熟悉的方法治疗严重疾病，在心理和后勤方面都更容易，尽管治疗效果不好。血液科和肿瘤科的病通常很难治愈，这些专科医生私下会说：“这是坏病。”意味着这类疾病病情复杂，教科书上的治疗方法常常不管用。但反复强调某种淋巴癌多么严重，某种白血病多么凶险，会造成微妙的心理影响。“这是坏病”的口头禅会变成医生思考的负担。他们不是从各个角度努力攻克恶疾，或通过增加其他药物及定制治疗方案来寻找疾病的弱点，而是在本质上投降了。这不是有意识的投降，但机敏的患者会发觉医生在沿用相同的治疗，当病情没有改善时，他们没有冒险提出新颖的、个性化的方法，只因为“这是坏病”。

当我在加州大学洛杉矶分校接受培训时，一些资深的住院医生提到了这句口头禅，我发现自己重复它的时候，会有内疚的如释重负感。它发挥着缓冲垫的作用，缓冲对失败的恐惧，即使经验丰富的医生内心也有这样的恐惧，何况我初出茅庐。把自我投入到治病救人中是健康且有益的，但如果你的自我遮蔽了目标，那就危险了。

尼莫说：“我告诉患者我会尽一切努力帮助他们，那意味着我准备好了面对失败。”失败是医生非常不喜欢的东西。在研究治疗前列腺癌的手术效果时，我更加明显地感觉到了这一点。不同医生对术后阳痿和失禁的报告差异很大，尽管外科医生的个人技术可以解释一部分差异，但随着调查的深入，我发现它主要随着外科医生选择给哪些患者做手术而变化。有些外科医生会拒绝给肿瘤比较大、比较凶险的患者做手术；有些医生会拒绝给伴有其他严重疾病的患者做手术，比如糖尿病，即使手术是根除癌症的最好选择。这些患者更有可能发生神经损伤，出现阳痿。

“我告诉患者，疾病越凶险，治疗就会越激进。”因为这是“坏病”，医生应该投入更多的努力，而不是撤退。有时哪怕非常糟糕的疾病也能被治愈。

乔治·富兰克林是曼哈顿一位成功的独立投资人，他在派克大道有一套洞穴公寓，在哈得孙河谷有一栋周末度假屋。他走遍天涯海角，打猎、钓鱼，欣赏大自然的丰富多彩。我是他嫂子的朋友，他告诉我，他的心态具有西奥多·罗斯福那个时代的精神特点。大约15年前，富兰克林憔悴地躺在曼哈顿医院的病床上，发着高烧，血细胞计数降低。他的内科医生和他属于同一社会集团，比他年长几岁。据他自己承认，富兰克林的病因让他困惑不解。血液科医生也无法确诊。她认为富兰克林得的是再生障碍性贫血，也就是骨髓造血细胞减少。我说服乔治·富兰克林看了一位我认识的纪念斯隆凯特琳癌症中心的专家，他很快得出了正确的诊断：T细胞淋巴癌。

淋巴癌是淋巴细胞的癌症，淋巴细胞是一种血细胞。人体内有两种主要的淋巴细胞：B细胞和T细胞。大多数淋巴癌发源于B细胞，很少一部分会侵袭T细胞，是出了名的恶疾。T细胞淋巴癌当然属于医生们私底下说的“坏病”。

一开始，乔治·富兰克林接受了名叫ICE的联合化疗：I代表异环磷酰胺，C代表卡铂，E代表依托泊苷。这是一种很痛苦的治疗方法。富兰克林出现了预想之中的并发症：口腔溃疡和腹泻。他很坚忍，即便他承认他不喜欢这种治疗，但在得知治疗没有效果时，他更不开心了。他想要找其他医生，接受其他治疗，我把尼莫推荐给他。

有些血液病医生会让富兰克林再多做几轮ICE治疗，希望累积效应能缓解T细胞淋巴瘤。但是尼莫认为，如果用了全剂量的化疗依然没有效果，就应该立即换一种疗法。

尼莫向富兰克林概况描述了治病的策略。他们会试用不同的药物，希望某一种或多种药物能把身体里淋巴瘤的数量降低到可以接受骨髓移植的水平。由于没有找到合适的骨髓捐献者，尼莫会从富兰克林自己的骨髓中采集干细胞，使用致命剂量的化疗药，然后用他自己的干细胞“挽救”他。富兰克林对尼莫说：“这吓到我了，但我真的没有选择了吗？”尼莫回答说，每个人始终都有选择，但这是最理性的选择，唯一的治愈机会。

医生表达他的建议方式对患者的选择会有强大的影响力，以积极的语言表述结果，患者更有可能接受建议。例如，“这种方法有 30% 的可能会缓解病情”和“有 70% 的可能会导致失败和死亡”会引发不同的反应，尽管这两种陈述从临床上看是等价的。有些患者会把“改善”理解为“治愈”，但事实上它可能只是表示癌症病灶会暂时缩小。

当医生用百分比而不是用绝对数来呈现数据时，患者的反应也会不同。例如，我所在社区的一位老人打电话问我对他最近被诊断出结肠癌的治疗意见。癌症的范围相对比较局限，没有扩散到重要的器官。他患有多种疾病，最近刚做过心脏搭桥手术，还做过髋关节置换手术。他非常在意自己的生活质量，对身体虚弱无力的担心甚于对化疗的担心。一位肿瘤科医生告诉他化疗可以提高 30% 的生存概率，但我解释说他的预后整体来说非常好，所以生存概率提高 30% 意味着，10 年后，在 100 位癌症患者中，7 位没有做化疗的人还活着，有 9 位，也就是多于 30% 做了化疗的人还活着。以绝对数的形式呈现数据——10 年后，7 对 9，这可以让他清楚自己应该做出的选择：不做化疗。

尼莫用高剂量的环磷酰胺对乔治·富兰克林进行治疗。他淋巴结、脾脏和骨髓中的 T 细胞淋巴瘤消失了。癌症一缓解，尼莫用富兰克林自己的干细胞对他进行了骨髓移植。癌症 6 年没有复发。在此期间，富兰克林依然到处旅行，在非洲和亚洲启动了一些新生意，和孩子的关系更亲密了。一天，在游完泳擦干身体的时候，他注意到左腋窝里有个肿块。T 细胞淋巴瘤卷土重来了，但全面的评估显示这次的淋巴瘤仅限于身体这个部位。

“这个时候没有治疗方案，也没有该做什么的路线图。”尼莫解释说。在很多像富兰克林这样对 ICE 治疗没有反应的患者中，他是唯一能存活超过一年的人。“每个人的生物特性都不一样，包括肿瘤的生物特性和他们自身的生物特性。”尼莫告诉富兰克林。尼莫建议对他胳膊下面的肿块进行局部放疗。他承认接受这种治疗后，癌症有可能复发，但这是毒性最小的治疗方法，既可以根除局部的复发，还有希望消除扩散到身体其他部位的肿瘤。确实，这就是治疗的结果。又过了两年，淋巴瘤再次复发，这次是在骨髓里。富兰克林告诉尼莫：“我还有很多事情要做，让我活下去。”

在这样的时刻，患者的请求会深深打动医生的心。“我会尽自己最大的努力尊重患者的意愿。”尼莫对我说。鉴于富兰克林病情的严重性和他强烈的求生欲望，尼莫建议进行第二次骨髓移植。有些医生会认为这样的治疗太极端了，成功的可能性非常小，几乎注定会失败。确实如此，但是不冒失败的风险，就没有成功的可能。

富兰克林的第二次移植比第一次困难得多，几个月里，因为感染他反复来到纪念医院。但是最后他康复了，在近一年的时间里他恢复了正常的活动。之后，癌症似乎在他身体里爆炸了，在腹腔里大面积生长。“我还没准备好去死，杰里，”他用颤抖的声音对我说，“我想我快死了，我不想死。”

尼莫大约用了一个月的时间让乔治·富兰克林接受已然尽了人事的事实，现在他们的重点应该是给他尽可能多的剩余时间，让他可以舒服地和家人、朋友在一起。“你无法再治疗某人的癌症并不意味着停止治疗。”事实上，这个阶段的治疗最具有挑战性：如何控制止痛药的剂量，既能达到缓解疼痛的目的，又不会让患者昏迷，使他无法意识到周围环境，无法和亲朋好友交流。如果以令人安慰的方式说出实话，承认虽然生命接近终点，但患者依然可以对他人的生活产生影响。

尼莫治疗的很多患者很少有病情缓解的可能，治愈的可能性更加渺茫。例如，他看过很多患有急性白血病的老年人，他们的病情通常很糟糕。“需要回答的问题是治还是不治，”尼莫告诉我说，“我通常倾向于治疗。”他详细地解释道：“我的想法是，我也是这么告诉患者的，如果不治疗，他们的白细胞数会下降，他们会感染，或者他们的血小板会减少，会出血。如果不治疗，这个人就完全没有好转的可能性。反正他无论如何都会在医院里，所以我认为值得试一试。如果进行治疗，化疗后他们的白细胞很少，容易感染；他们的血小板很少，容易出血。但是至少几周后他们有可能好转，有可能出院。如果治疗有效，患者会有一年或更长时间感觉不错的日子，即使概率只有 15%，或者更高一点，25%。如果治疗无效，化疗对抵抗白血病没有作用，我们就停止治疗。”

“重视”副作用，弊大于利

尼莫在解释他的建议时不只会用到数字，他还提出了另一个问题：当患者和患者家属不愿意接受治疗时，他们经常会把注意力放到副作用上。最近，肿瘤科医生在这方面取得了很大进步，他们用止吐剂控制恶心和呕吐，所以现在患者通常不会出现这些副作用。在他看来，这消除了人们心目中化疗的很多“毒性”。他相信医生高估了副作用，在解释这一点时他没有用白血病这样极端的疾病，而选择了骨质疏松症。他的一个家人的骨密度低于了正常值，有骨折的风险，去看了内科医生。医生不想给她开二磷酸盐，因为最近的报纸在重要位置报道了这种药物导致下颚骨坏死的案例。尽管她的饮食正常，摄取了足够的维生素和钙，但尼莫依然建议服用维生素 D 补充剂。尼莫和她探讨了医生的建议，倾向使用二磷酸盐。骨骼新陈代谢不是他的专长，所以他需要证实自己的建议。他和哥伦比亚长老教会医学中心的约翰·比莱齐基安医生进行了沟通，比莱齐基安是这个领域的世界级专家。当这位家人再去看内科医生时，医生说："你的下巴会出问题。我告诉你，有些服用这种药物的人下颚骨坏死了。"

"这个女人吓坏了，"尼莫说，"我告诉她下颚骨坏死的风险非常低，可能只有 1%，通常发生在牙科治疗后。那是很久以后才需要担心的事情，现在紧要的问题是让骨骼稳固，避免骨质疏松造成的骨折。因为医生的话，她把注意力都放在副作用上。我理解为什么人们会那么关注副作用，但这会扭曲风险与收益的比率。"他说这也适用于化疗。人们非常担心化疗的风险，但他坚信这些风险小于缓解恶性肿瘤的收益。他告诉患者："你必须先应付最紧急的问题。"

"我遇到的大多数拒绝治疗的患者之所以这么做，是因为他们太在意不利的方面了，"尼莫解释说，"他们只想着出现了副作用会怎么样。"这是对某些患者及某些医生心理的敏锐洞察。尼莫希望患者能拥有更宽广、更长远的视角，不要因为恐惧而目光短浅。真正需要担心的是疾病，而这常常被患者对治疗的恐惧替代了。"如果你患有多发性骨髓瘤，我建议服用沙利度胺（反应停），你说你担心损害神经，我会回答：'好吧，如果发生了神经损伤，我们会停药。但是我们需要对抗癌症。'"

矛盾的是，人们更有可能担心明确的副作用，而不太担心疾病造成的不确定痛苦。就像詹姆斯·洛克指出的，所有人在面对不确定的时候都会本能地抓住确定的东西。“患者对我说：‘尼莫医生，我读了有关这种化疗的各种资料，我认为我承受不了。’我说：‘也许如此，但也许你能承受呢，所以试一试吧。如果事实证明你承受不了，我们就停止。如果你能承受，我们就继续，只要它有用。’”他说：“这种方法最大程度地满足了决策伦理。”

在谈到引导患者和患者家属选择某种治疗这种能力时，尼莫说：“这是巨大的责任，但你可从发现患者想要什么开始，为此你必须了解如何和患者交谈。”他的作用其实是帮助患者搞明白他们想要什么，然后运用说服的力量让他们认识到。德尔加多表示赞同：“当一个人生病时，这才是赋予力量的真正含义。”

大多数患者面对无法承受的诊断和很多令人困惑的治疗时，不知道自己真正想要什么。“你必须给他们提供一条道路，既不违背他们的人生原则，与他们对家庭的职责也不冲突，”尼莫说，“临床上你帮助他们做出正确且让他们感觉不错的决定。”

尼莫非常了解如何与患者交谈，如何让患者说出他们的人生原则和家庭职责。这类信息无法从算法中获得，在化疗的首字母缩写里或在定量分类系统里也找不到它们。它超越了统计数据和医学文献中最新的研究报告。正如尼莫所说：“他们的选择必须与他们的人生哲学相一致。”

他让我想起我医治过多年的一位患者，他声称生活质量对他来说不重要，只有生命本身重要，无论活得多痛苦、多艰难。会令人非常衰弱的化疗和放疗都不会让他畏缩，他只有一个目标，那就是治好病。我还治疗过另一位患有相同的血癌的患者，他觉得治疗费用太高，治好的概率太小，受的痛苦太大，他选择放弃治疗。在每一个病例中，尼莫和患者一起找到他们认为合理的选择。虽然他们的疾病在生物学上是类似的，但他们的人生哲学不同。

为了进一步说明这个观点，尼莫给我讲了文森特·瑞维拉的故事。瑞维拉 70 多岁，来自长岛，他的妻子患有晚期多发性硬化症，而且坐轮椅。当地的血液病医生诊断瑞维拉患有脊髓发育不良。这种骨髓异常也会妨碍白细胞、红细胞和血小板的生成，导致贫血，患者容易感染和出血。尼莫给瑞维拉看病时，他的白细胞数量不足 500，血小板数低于 3000，两项指标都非常低。他的血液病医生每周给他输血。尼莫查看了骨髓活检情况，看到瑞维拉处于脊髓发育不良和急性白血病之间的临界线上。

“我跟他谈了其他的强化治疗。他反复说他喜欢在长岛猎鸭子，他要在家里照顾妻子。”瑞维拉隐含的意思是尼莫应该找一种能让他在门诊接受的治疗，能让他继续照顾他的妻子。

“我跟他提到了 5- 氮胞嘧啶。”这是一种正在接受测试的化疗药物，测试它对骨髓发育不良的治疗效果。如果想使用，需要美国国家癌症研究所的特批。“如果你认为这种化疗最好，我们可以试一试。”瑞维拉说。但是用 5- 氮胞嘧啶治疗了几次后，他的血细胞计数没有改善，他的骨髓依然在孕育着白血病。尼莫建议改用抗胸腺细胞球蛋白，一种抗体制剂，它的一部分疗效来自对免疫系统的改变，后来抗胸腺细胞球蛋白被证明也是无效的。

“他总是给我讲他妻子的故事，他们在夜晚聊的话题、租的电影。”尼莫说。当尼莫再次提出用联合化疗治疗正逐渐发展形成中的白血病时，他在瑞维拉的眼睛里看到了不情愿。

"我不停地想该如何治疗他，决定试一试环孢霉素，尽管医学文献对它治疗骨髓发育不良的效果多有微词。"环孢霉素可以在门诊使用。治疗了几个星期后，瑞维拉的血细胞数开始增加。他的血小板升到了 30 000，最高时达到了 80 000。他的白细胞数超过了 1 000，贫血的状况也改善了很多，已经不需要输血了。尼莫告诉我："瑞维拉决定卖掉他在长岛的房子，这样他就有足够的钱和妻子搬到疗养院去。"

文森特·瑞维拉服用了 9 个月环孢霉素，虽然这种药物很可能不会长期有效，他没有要求入院治疗，而且感觉不错。在这 9 个月里，尼莫反复接到瑞维拉孩子们打来的电话。"他们一直强烈要求我把他收治住院，让他做化疗，他们知道他的病正在转变成急性白血病。我解释说，我和他们的父亲已经决定了治疗方案，根据他认为合理的治疗，我们会竭尽所能。"最后白血病爆发，瑞维拉的血小板迅速下降，死于内出血。"我收到了他的孩子们写来的一封情真意切的信，他们最后明白了我为什么没有让瑞维拉住院接受强化治疗。那 9 个月对他们的父母来说意义重大。"

"趣味相投"的医生更适合你

杰弗里·泰普勒医生是纽约长老会医院私人诊所的一名血液病兼肿瘤病医生。他的办公室在尼莫医生办公室的北面，相距几个街区。泰普勒医生瘦小结实，额头上垂着一缕头发，声音柔和。他在血液科和肿瘤科从业了 20 多年，看过的患有乳腺癌、淋巴癌、前列腺癌这类恶性疾病的患者没有几千也有几百例。随着岁月的流逝，医生的满足感不只来自战胜疑难杂症，也来自了解患者的性格。泰普勒对患者性格的兴趣源自他对文学的热爱。泰普勒最喜欢的作家有约翰·厄普代克（John Updike）、约翰·契弗

（John Cheever），还有菲利普·罗斯（Phillip Roth）和索尔·贝洛（Saul Bellow），这些作家都深入探究了现代男性和女性的冲突和需求。

“我最喜欢做的事情是行医，以及和患者交谈，”泰普勒告诉我，“我认为医生选择肿瘤科——或者应该从事肿瘤科的原因是，他们可以和患者形成一种特殊的关系，非常独特，不同于其他科室的医生和患者的关系，因为我们医治的病具有特殊的性质。”

泰普勒说：“这听起来可能很陈腐，但我真的非常想永远做正确的事情。患者的生命有危险。”在我听来这并不陈腐，我曾经把一位退休学者内奥米·弗雷里奇转诊给他。几年前，一位血液病医生给弗雷里奇下了“慢性淋巴细胞白血病”的诊断，她看一位又一位医生，没有一位医生认真地钻研疾病的临床表现，或者再次分析她循环系统中的异常细胞。

当地的血液病专家告诉她的家人，她时日不多了，因为所有治疗慢性淋巴细胞白血病的疗法都用过了。于是，她的家人打电话给我。我建议她听听其他医生的看法，一位是纪念医院的专家，另一位是泰普勒。两位医生都发现最初的诊断错了，它不是慢性淋巴细胞白血病，而是一种不寻常的淋巴瘤，用利妥昔单抗治疗会有很好的疗效。利妥昔单抗是一种抗体治疗方法，专门针对恶性淋巴细胞。内奥米告诉我，她很感谢纪念医院医生的诊治意见，但泰普勒低调的行为举止更让她感到舒服。她说：“他很平静，工作时绝不匆忙。”她服用了利妥昔单抗，活了两年，完成了几项重要的文学研究项目。后来，几年前因为误诊而做的化疗让她得上了急性白血病，她离开了人世。

具有争强好胜性格的人会被强势的医生吸引，他们相信争强好胜能带来成功。就像内奥米·弗雷里奇看到的，泰普勒言语温和，做事审慎，具有像这类性格的人更有可能和他合得来。“确实，外科医生、内科医生和其他科的医生会把具有我这种特点和性格的患者转诊给我，”泰普勒说，“当医生觉得我们合得来时，才会把患者转给我。”我从没认真考虑过这个方面对医疗的影响。**医生的行为举止和性格常常反映了他的思维类型**，所以有可能发生自我实现的预言：具有某种性格特点的患者会被转诊给具有类似性格特点的医生，这样临床的思考和行为都符合患者的性格。

作为一名血液病专家和肿瘤专家，杰弗里·泰普勒每天会看到各种混杂的病例。这意味着他必须努力工作，了解各种不同疾病的趋势和最新发现。“我很喜欢做那种医生，在事业的这个阶段，见识过了很多不同的疾病。我喜欢开阔的思路。”

去年夏天，泰普勒接诊了一位在楠塔基特岛度假的患者。她发烧、贫血、脾脏增大。很多疾病会导致这些症状。传染病专家的评估包括检查她是否得了巴贝西虫病，这是一种由蜱虫引起的寄生虫病，在楠塔基特岛这样的地区比较多发。“厚涂片和薄涂片都做了，结果都是阴性，没有感染巴贝西虫病。”泰普勒说。但是他不会把任何事看成理所当然的。所以在办公室里他自己做了涂片，在自己的显微镜下进行观察。“涂片上有一个巴贝西虫，很容易理解为什么它会被遗漏。这个发现让我很兴奋。”后来患者的治疗很成功，彻底康复了。

“我会阅读最新的文献，文献中几乎每位患者的临床状况都有细微的差异，诊断也会不同，我努力站在我所在领域的最前沿。阅读医学文献很有乐趣，然后你会思考文献对你医治患者有什么借鉴。”这种“乐趣”使泰普勒常在办公室里流连忘返，阅读医学期刊和教科书，直到夜晚。“在给患者看病时，你很难对他们进行深入的思考。你需要安静地反思，形成令人信服的观点。”因此，他常常告诉患者，对于他们的病，他要再想想，而不是立马提供一种方案。他经常在晚上 8 点半或 9 点离开办公室，用工作结束后的时间进行思考。

“虽然我很喜欢给有不同问题的患者看病，但如果我认为患者在别处可以得到更好的治疗，我会把他转给其他医生。”这是充满关怀的医生的另一个特点，尽管他很专业，但他知道自己的局限性，希望做对患者最有利的事情。

很多患有晚期癌症的患者被转诊给泰普勒。“我认为有时我为患者做的最重要的事情是使他们免于无效治疗的痛苦。”他说。医生有时会对晚期癌症患者继续实施有毒性的治疗，这样做没有实际意义，但有些肿瘤科医生认为不应该让患者没有试遍所有可能的药物就死了。泰普勒不以为然，“如果患者真的知道药物产生疗效的可能性有多大，他们是不会接受这样的治疗的”。患者并不总是能理解这些，即使医生已经尝试着把它们解释清楚。

泰普勒告诉我：“当我认为患者的需求有问题时，我会坚持自己的意见，会说那是错误的。”如果他认为患者的要求会造成严重伤害，他绝不会迁就他们。这个问题常常出现在癌症得到了控制但无法根除，即无法被真正治愈的情况中。这时候，泰普勒对患者性格的关注就开始发挥作用了。“患者想痊愈，这是可以理解的，但在某种制剂同样有效且毒性更小的情况下，有些人会要求极端的治疗或联合化疗。”他想起亚历克斯·吴，一名设计师，他的结肠癌转移瘤处于稳定状态。在泰普勒建议的治疗下，肿瘤三年没有发展。“但他无法接受和癌症共处的事实，他想让癌症彻底消失。我不得不告诉他我的真实想法，极端的治疗有可能伤害他。”吴离开泰普勒，找了其他医生。

泰普勒的另一位患者戴安娜·沃特斯患有乳腺癌，肝脏里有一个转移瘤。泰普勒给她治疗了 8 年多。戴安娜的肿瘤表面有 HER2 蛋白（判断乳腺癌预后的重要因子），所以泰普勒可以用赫塞汀有效控制肿瘤。赫塞汀是一种针对表面蛋白的抗体，通常与各种化疗制剂一起使用。“她在纽约看过很多医生，后来在另外一家医疗中心找到一位放射科医生，他告诉她，他可以通过化疗栓塞治疗她肝脏里的转移瘤。”那位放射科医生建议通过导管直接将化疗药物打入她肝脏的肿瘤里，说接下来他会阻断血液供给：化疗栓塞。泰普勒反对这个建议，他解释说，转移性乳腺癌是一种系统性疾病，除了肝脏里的肿瘤外，还存在显微镜下的癌症沉积物，此外，现在的转移瘤没有任何症状，说明她接受的治疗很好地控制了它。“化疗栓塞差点要了她的命，”泰普勒告诉我，“她肝脏的左叶彻底坏死了，胸腔里有几升的积液。她在重症监护病房住了几个星期。”

正如他的预测，癌症又回到肝脏里。“我经常能成功地说服患者，但这次没成功。”但是和亚历克斯·吴不同，戴安娜·沃特斯重新回来找他看病。他说：“我没有因为她的决定而让她难堪。”他对戴安娜说：“你做了你认为自己必须做的事情，你幸运地活了下来。”泰普勒让她把注意力放到当时最适合她的新疗法上。如今通过化疗，她的乳腺癌得到了很好的控制。

极端治疗的灾难性并发症，比如戴安娜·沃特斯接受的治疗，有时会招致诉讼。当今医学中的每个高风险决策背后都潜藏着诉讼的幽灵。一名医生因为害怕吃官司而提出了一种干预措施，泰普勒反对他的建议，结果发现自己处于让人很不舒服的位置。他给我讲了蕾切尔·斯旺森的故事。

蕾切尔是一位患有卵巢癌的中年女性，化疗很好地控制了她的癌症。

她的肿瘤比较小，很长时间没有明显长大。在一年一度看内科医生的时候，她被转诊给一位胃肠病医生，接受常规的结肠镜检查。这位胃肠病医生发现结肠表面有一个转移瘤。“蕾切尔没有任何症状，”泰普勒说，“我们通常不给有转移性卵巢癌的女性做结肠镜，除非出现出血或其他问题。这是一个非常偶然的发现。鉴于她的肿瘤被控制得很好，所以没理由认为它会穿入肠道。”然而，那位胃肠道医生把她转诊给了一位外科医生，那位外科医生建议她切除转移瘤和相连的部分结肠。建议一旦被提出，其他医生便不愿质疑它，因为如果万一将来那个转移瘤引起麻烦，尤其是穿入肠道，他们就会被起诉。“我能理解他们的想法，但对诉讼的恐惧不应该左右你。你的行医不应该是这种防御性的，尤其是当它涉及对一位女性实施重大手术时。”

泰普勒建议斯旺森夫人不要做手术，但她被那位外科医生说服了，认为切除转移瘤非常重要，即使没有出现任何症状。再一次，像泰普勒指出的，人们很难接受肿瘤在他们身体里，未来有可能造成威胁的事实，哪怕这些肿瘤已经被化疗控制住了。泰普勒说：“蕾切尔想做手术，并把我的建议跟她看的那位医生说了。事实上，她一开始看的那位优秀的妇外科医生跟我说，他赞同我的意见，从她的情况来看，没有手术的基础。但是后来他改变了主意，可能是为了满足蕾切尔的愿望。”尽管肠道和转移瘤一起被成功切除了，但那位外科医生发现腹腔里有其他几个肿瘤，而且无法切除。泰普勒已经跟斯旺森夫人解释过，因为手术，控制她卵巢癌的化疗周期一定会被推迟。唉，他说：“她的病爆发了。肠道切除引起了剧烈疼痛，后来卵巢癌开始快速扩散。”

“蕾切尔回来找我。她说她知道我一定很生气，因为我告诉她不要做手术。是的，我说我不赞成手术，但我也坦诚地指出，没人能预测在某种情况下会发生什么。”医生很少会说出这个最基本的事实，它体现了泰普勒的谦虚。尽管他对自己的临床判断很有信心，但他知道自己有时会犯错，他无法确切地预测出结果。在这个病例中，泰普勒承认存在灰色地带：斯旺森夫人的肿瘤有可能被成功切除，没有术后的并发症，其他转移瘤没有爆发。事实上，如果在接下来的几个月里肿瘤穿入肠道，那么切除术会被证明是明智之举。泰普尔告诉我，患者的选择符合她的性格，她想对癌症采取主动措施。他说：“人们想要本垒打，这是可以理解的，但在肿瘤科我们常常做不到。你很可能想打个本垒打，却三振出局了。”

当泰普勒认为再做化疗也没用了时，他会向患者承诺，他会在他们身边，直到最后。他还承诺他们会舒舒服服地度过剩下的时日。当他们逼迫他说出还剩下多少时间时，他会温和地引用斯蒂芬·古尔德（Stephen J. Gould）的话：“中位数不能代表什么。”

好医生胜过好医院

很多人因为纪念斯隆凯特琳癌症中心当之无愧的盛誉来到这里看病，但是医生常常比医院更重要。我的一位50多岁的艺术家朋友得了膀胱癌，她来到纪念斯隆凯特琳癌症中心，亲自感受到这一点。她在那里做了手术，很崇敬她的外科医生。后来发生了转移瘤，尽管没有再做手术的理由，但他还是到医院探望了她。她不是名人，也不富有，所以医生这样做不是出于别有用心。我的朋友是一个热情、开朗、活泼的人，她丈夫是位小说家，医生去探望她和她的丈夫只是为表示他很关心她，很喜欢她和她丈夫的陪伴。

让她痛苦的是和肿瘤科医生的互动。他声称给她的治疗方案是目前“最好的治疗方案”，当癌症在短暂缓解后又爆发时，我的朋友询问下一步的治疗，他的回答令她惊恐、不知所措。我和那位肿瘤科医生谈起她的病情，他说：“她的存活期中位数是 7 个月。没有数据显示其他药物在最好的情况下反应率能超过 10% ～ 15%。”我询问了正在开发的新药，他说：“有的在进行 2 期研究。”这指的是第二阶段的评估，第一阶段确定毒性，第二阶段的目的是评估药物对患者的疗效。我知道有几位膀胱癌患者对 2 期研究的药物反应良好。他说：“现在还为时尚早，无法确定这些反应是否有意义。而且没人知道这些药物最佳的服用期和最佳的服用剂量。”这位肿瘤科医生对我说的话也正是他对我的朋友和她丈夫说的话，他说得断然而直接。他最后说：“她应该回家度过生命最后的时间，任何数据都不支持在这个时候继续进行治疗。”

我的艺术家朋友对我说：“我 56 岁，还没准备好回家等死，还没法接受只有 7 个月的生命。我有两个儿子和深爱的丈夫。”她咨询了曼哈顿另一家医院的肿瘤科医生，他给她开了还处于 2 期测试阶段的药物。她产生了显著的反应，又活了一年多。当癌症复发，导致肠梗阻时，她认为她已经准备好面对死亡了，相信已经没有可能回归到高质量的生活了。她在家中去世，家人都在她的身边。

凯伦·德尔加多说：“从根本上说，这与医院无关。虽然有些医院有更好的支持服务、更好的护理，在某种疾病诊治上更专业，但最重要的是医生。我告诉患者，适合你的医生不一定适合另一个人。”

德尔加多说得很对。在乔治·富兰克林认识斯蒂芬·尼莫之前，纪念医院的另一位医生曾给他看病。他们俩合不来，事实上，富兰克林和他的家人非常不喜欢这位肿瘤科医生。而我的一位同样得了淋巴瘤的记者朋友却很喜欢富兰克林讨厌的那位专家。记者朋友说:“有时候我真想掐死他，但那正是我非常喜欢他的一部分原因。他非常直接，从来不委婉。他想什么就说什么，还告诉我他为什么这么想。他会令人恼火，但对我来说他是一位很好的医生。”

如果患者病入膏肓，医生就放弃他们，对任何人或任何家庭来说，他都不是一位好医生。我的另一位干情报工作的朋友抽烟很凶，他在60出头的时候得了到处扩散的肺癌。虽然已经退休了，但对人的敏锐观察力让他颇感自豪。然而在生病之后，他对医生的性格完全失去了感受能力。他坚决要求在纪念斯隆凯特琳癌症中心接受治疗，相信那里有起死回生的神奇医术。最后他预约了一位年轻的医生，一开始他觉得这位医生非常可人。但是几轮大剂量化疗之后，肺癌依然没有控制住，那位肿瘤病专家不再给他回电话。当他出现并发症，住院治疗时，那位肿瘤病专家只在他床边待了一下，然后就彻底消失了。办公室的工作人员说他经常出差。我的朋友住院那段日子，他的医生既不来看望他，也不给他打电话。他的情绪糟透了，又恐惧又孤独。最后我的朋友在他位于新泽西的老家找了一位出色的肿瘤病专家，他很体贴，向我的朋友承诺会尽量让他不痛苦地度过最后的日子。

那位小说家推测，治疗他妻子的肿瘤病医生除了统计数据和固定的治疗方案之外，已经没有别的办法了。而放弃我的朋友的肿瘤病医生可能既害怕失败，也害怕面对死亡。他说:“我知道这听起来有点奇怪，见过那么多死亡的肿瘤病医生会逃避死亡。只在数据完备的情况下才采取行动会被认为是非常合理的，但我认为在治疗癌症患者时，这种做法不合理。你拒绝尝试任何有创意的治疗，拒绝冒险。他一定知道在这种最艰难的时刻，在面对死亡时，我们会离开他，找其他医生。这种放弃比你那位得肺癌的朋友遇到的情况更隐晦。”

这是肿瘤病领域中存在着的两类非常不同的医生，一种几乎完全以数据为指标，另一种愿意尝试新的治疗方案。偏离得到广泛证实的疗法有时会导致不必要的毒性和痛苦。但是那位小说家的话让我很有共鸣，即对于满足患者的需求和目标，看似合理的思维方式其实是不合理的，它反映的是肿瘤病医生的情绪状态，而不是患者的临床需求。

尼莫和泰普勒试图了解患者的性格，在做出临床判断时，他们会把这种了解也考虑进去。我的小说家朋友让我看到，患者和患者家属会如何认识肿瘤病医生的性格，并把这种认识结合到他们的决定中。癌症和其他严重疾病的患者会面对令人眼花缭乱的选择，临床事实、他们自己的性格和医生的性格都会影响他们的选择。这不仅适用于肿瘤科，也适用于所有的医学分支：**医学是科学与心灵的混合。**

H O W　D O C T O R S　T H I N K

避免陷入忽视心理因素的思维误区，医生需要：

☐ 引导患者合理看待诊疗方法的利弊，避免其消极对待

☐ 主动与患者谈心，了解其疑虑、恐惧、期望、人生观等

☐ 对患者的质疑给与耐心的回复和指导

后记

临床决策与治疗思维是医生的私事吗

想象你正坐在医生的办公室里。你有一个症状已经持续好几周了，比如胸部中间位置的胸骨下方感到不舒服。医生看了你的病史，做了体检，还开了些检查单。他给你讲解了目前收集到的信息，认为你得的是胃酸反流。这是一种常见病，就是胃里的酸液反流到食管里。

在大多数情况下，医生会得出正确的诊断，进行适当的治疗，但并不总是如此。如果过了一段时间，你的病情没有好转，依然感到不舒服，或者变得更不舒服了，那么就应该想一想诊断是否正确。回想一下引起错误诊断和治疗的各种认知错误。不同的医生有不同的行医风格，有解决问题的不同方法，但我们都会犯相同的思维错误。

如何做出正确的诊断？没有一份每个医生或患者都可以遵循的脚本，但是有一些有助于纠正思维错误的检验标准。医生和患者会重新开始寻找解决问题的线索。第一次的诊断错误通常是由于沟通不深入，善于思考的医生会回归到语言上。“请再讲讲你的发病情况，像我从来没有听过那样讲：你有什么感觉，这种感觉是怎么出现的，什么时候会出现。”如果医生没有让患者这么做，患者可以主动把自己的情况再讲一遍。重新讲述可以帮助患者回忆起被遗忘的重要信息，也可以帮助医生发现第一次被忽视或被认为不重要的线索，促使医生在新的方向上寻找答案。

当病情不见好，再去看医生时，大多数人心里会带着自己的判断。我们的判断有时来自对有类似症状的朋友或亲戚的观察，有时来自网上的信息。未见缓解的症状常常会让我想到更严重的疾病。这种自我诊断是医生和患者都不应该忽视的现实。医生可能不会提，但患者应该说出来，比如患者可以说："我非常担心看似胃酸反流，却可能是癌症的先兆。"患者也可以向医生讲述其朋友告诉他，他的消化不良其实是酝酿中的心脏病发作。表达这样的担心对有些患者来说非常困难，因为他们害怕，一旦说出来，就会一语成谶。我记得有位胸部不适的中年女性来看病，当我们查看她到底得了什么病时，她一脸担忧。"告诉医生，你害怕什么。"她丈夫的语气坚定，充满关爱。她的一个亲戚死于肺栓塞，她担心这是造成她胸口疼痛的原因。对我说完后，她承认她不敢说，因为害怕会一语成谶。

考虑周到的医生会认真听取这些担忧，意识到患者最深层的担忧后，他会提出更深入的问题，让患者更详细地描述自己的症状。这会拓展患者和医生对话的广度，消除有可能压抑线索的事物。

很可能医生无法从重新描述病情中很快发现答案，他需要再次对患者进行体检，对某个身体部位检查得更细。或者他会怀疑某个化验检查或 X 光片的结果，就像我们在本书中看到的，医生容易执着于第一印象。医生常常会有选择地研究诊断数据，强化思维中最初的偏差。

有时，医生需要再次做化验检查，再次进行先进的扫描，花费会很昂贵。目前的医疗环境非常反对重复检查，因为这样做不划算，医院和医疗管理者认为节约非常有必要。得出正确的诊断可能并不需要重复检查，只不过是怀疑它们的结果。正如我们看到的，不同的放射科医生对同一张图像会有多么不同的看法，不同的病理学家对相同的活检会有多么不同的评估。重新诊断意味着医生要敏锐地审视到当前为止的所有结果：验血结果、X光片和病理报告。当然，有时有必要重复做检查。在有些情况下，第一次的CT扫描没有找对测定的标准，就像赫布·克雷塞尔描述的病例，胸部疼痛的女患者以为自己得了肺栓塞，其实导致疼痛的是主动脉撕裂。有时候第一次活检会漏掉病变部位。在血液病领域，骨髓检查需要做不止一次，因为像淋巴瘤这样的恶性肿瘤在骨骼中的分布不均匀，我曾经把活检针插入了不包含肿瘤的部分骨髓中。复核或重新检查之后，可能依然确诊不了。

“会是其他的病吗？”现在应该向医生提出这个问题了。医生通常认识不到导致大多数误诊的认知错误，它们大部分是无意识的。当向医生提问“会是其他的病吗”时，你们在帮助让医学的不确定性浮出水面。“会是其他的病吗”这个问题是避免思维错误的关键，这些错误包括不成熟的结论、框架效应、最近经历的可得性、“马蹄声代表马而不是斑马”的偏见。每种认知错误都会限制对答案的探索，纠正错误有助于医生思考他之前没有想到的检查或操作，有助于医生做出诊断。

“会不会有其他问题？”这是接下来应该问的问题。后续的问题应该让医生暂停下来，进行更广泛的思考。怀疑拓展了他的视野，让他开始在临床领域进行更多的探索。“会不会有其他问题”这个问题支撑着蕾切尔·斯坦恩坚持认为希拉的“非典型病例”可能是其他疾病。

“是否有可能不止一个问题？”在医学院和住院培训期间，我们被教导简化思维，运用奥卡姆剃刀原理，为患者的很多症状寻找一个答案。在通常情况下这是正确的方法，但并不总是如此。提出这个问题可以避免另一个常见的认知陷阱：搜寻性满足。这个问题提出了存在多个病因的可能性，这会促使医生广撒网，开始提出之前他没有想到的问题，开出一些之前他认为没有必要做的检查。你可能胃酸反流，还患有心绞痛，两种病都很常见；或者胃酸反流和主动脉撕裂，主动脉撕裂是比较罕见的疾病。迈伦·法尔查克重新定义了安妮·道奇的病，包容了两种情况，因此救了她的命。

有时候，我不知道接下来该怎么办。这可能意味着我犯了认知错误，而且没有意识到这个错误。在反思中，通过分析自己的误诊，我发现我有时没有提出适当的问题，没有发现体检中的异常，因为没有开合适的检查，继而没有发现关键数据。我曾落入认知陷阱而不自知。在这种时候，自负会成为另一种认知陷阱。我逐渐学会了对患者说："我确信你得了病，但我还不知道它是什么病。"我会继续说，因为我弄不清你得了什么病，所以我会把你转诊给其他医生，具有独立思维、喜欢医治疑难杂症的医生。医治安妮·道奇的内科医生不想这样做，因为她觉得不会有什么新发现，她已经想到了所有的可能性。如果患者的至亲至爱不坚持，安妮·道奇依然会受苦，或者更糟。

当患者对我说"我感觉依然不好，还有症状"时，我会尽量避免回答"你没有毛病"。这句话存在两个方面的危险：第一个方面，它否定了医生会犯错；第二个方面，它分裂了身体和心理。因为有时候问题出在心理，而非身体。这个结论应该在对病因进行了长期严谨的调查后得出。医学界以及社会中长期存在着关于心理困扰及其身体衍生物的污名，很多患者因此得不到应有的治疗，无法缓解痛苦。正如我们看到的，很多医生不喜欢神经过敏和焦虑的患者。对最体贴的医生来说，这些患者都是巨大的挑战。他们会到处讲他们的病史，对任何疼痛和痛苦都非常敏感，让医生很难把注意力集中到思考上，很难发现乳房里的肿瘤和甲状腺里的结节。患者对自己的思维和情绪状态的洞察对医生会非常有帮助。回想一下，凯伦·德尔加多的一个患者告诉她，她有点怪，但不要因此忽视她所抱怨的症状。当然有时候患者不怪，就是被吓坏了，但会被医生扣上“忧郁症患者”的帽子。

我在加州有一个好朋友，是一位从事娱乐业的咄咄逼人的女强人，她反复向医生抱怨自己乳房疼。放射科医生对她的乳房X光片的评估结果为正常，所以她持续的抱怨没有被理会。医生告诉她：“女士，你没有病。”她的疼痛是压力造成的。后来她去看了其他医生，做了更多的检查，发现了癌症。她的诊断被延误了将近两年，不只在十几个淋巴结里发现了癌症。

我们都听说过这样的故事，患者和医生都害怕这样的事情发生。如果在另一位女性的病例中，她乳房不适的原因不是癌症，而是心理困扰，“你没有病”的说法依然具有误导性。医生应该让她放心，如果她的困扰和症状依然存在，应该把她转诊给能帮助她的心理医生或精神科医生。

为了查出我的右手为什么又疼又肿，我做了各种检查。一位外科医生让我做骨骼扫描，不是只扫描手腕处的骨骼，而是扫描全身骨骼。查看我的扫描图像的放射科医生在我的肋骨上发现了一些斑点。外科医生晚上给我家打电话，我当时独自在家，家人都去滑雪了。外科医生说，我的手不着急做手术，因为从扫描图像上看，我肋骨上的斑点看起来像转移癌。我通常认为自己的心理承受力挺好，但片刻间我开始胸痛。当我触碰我的肋骨时，觉得肋骨疼痛。

作为一名肿瘤科医生，我知道如果我的骨头上有肿瘤，不可能没有任何症状。但是在那个时刻，我突然不是医生了，彻底变成了一位患者。我的脑子僵住了。我迫切地想找到我的妻子。几个小时后，我找到了她。帕姆让我不要惊慌，她说我应该在第二天早上做进一步的 X 光片检查。她说放射科医生可能搞错了，但这话根本没有用，我度过了一个无眠之夜，想象自己慢慢死于无法治愈的癌症。尽管我是学医的，有行医的经验，但我被恐惧征服了。胸口的疼痛无比真实。

第二天上午，我做了一系列的 X 光检查，结果显示我的肋骨正常。第二位放射科医生看着骨骼扫描图像，认为图像被过度解读了，并没有斑点。几个小时之后，我胸口的疼痛慢慢消退，肋骨对手指的按压也不再敏感。

这件事让我吸取了两个教训：第一，在突然得到令人震惊的消息后，我需要有人引导，帮助我恢复镇静，提出质疑，强调其中的不确定性，帮我思考，和我一起思考，因为在另外一种环境中，我会明智地想到那些斑点可能是人为的结果，我不会本能地相信它。第二，我感受到了心理胜过身体的强大力量，感受到了心身症状的威力。

当然，持久但难以捉摸的症状有时不是身心疾病，而是身体疾病，最终会得出正确的诊断。你接受治疗后，病情没有好转，在更换新疗法之前，医生应该和你谈一谈，思考一下，你在何时何地接受何种治疗，就像朱迪·安·毕格比医生教导的那样。

回想一下加州 45 位医生治疗 900 多名患者的研究。2/3 的医生没有告诉患者新药应该服用多长时间，新药有什么副作用。几乎一半的医生没有明确告知患者服用药物的剂量，应该多久服用一次。我们不应该假定药剂师或其他健康专业人员会填补这些空白。你和医生对治疗、治疗原理和细节必须达成共同的清晰理解。此外，就像毕格比强调的，关注你的社会环境的医生会想到造成治疗无效的非医学原因。还有其他问题需要考虑。

凯伦·德尔加多告诉我，尽管现在药物用不同的颜色来标记，但依然会发生沟通错误。德尔加多注意到一名甲状腺功能减退症的老年女性对治疗没有反应。德尔加多问："药剂师给你的药是紫色的吗？"那位妇人回答说："是的。"德尔加多有一段时间搞不懂出了什么问题，为什么那个老妇人依然没有活力？后来德尔加多让她把所有的药都带来，结果发现一种含175毫克甲状腺激素的药片是一种紫色，另一种含量为75毫克的药片是另一种稍微有点不一样的紫色。患者分不清两种紫色的细微差异。

在有些情况中，药开得对，吃得也对，但就是不起作用。每个人具有独特的生物学特点，同一种药对不同的人会产生不同的副作用和疗效。我们可能得了同一种病，尽管服用相同的药物或接受相同的手术，但治疗效果却不同。如果某种治疗没有很快见效，那么应该坚持治疗多长时间，选择什么治疗方法，这些既体现了医学的科学性，也体现了医学的艺术性。斯蒂芬·尼莫医生立即更改了乔治·富兰克林的化疗方案，而其他肿瘤科医生想继续用这个方案治疗一段时间。尽早认识到失败并更换治疗方法使富兰克林的生命延长了好几年。

良好的治疗是强大的制药行业的产物，很多曾经的不治之症现在已经被新药攻克了。但是当医生和患者在决定治疗方法时，他们应该把注意力集中在疗效、风险、需求和他们共同的目标上。他们的选择不应受经济利益和公司营销造成的偏见的影响。

所有这一切都需要时间，而在当今的医疗系统中，时间是最奢侈的东西。把医学看成是生意而不是事业的人，把医疗分成一些固定的单元，吹捧"效率"。医生的办公室不是生产线，把它变成生产线注定会造成生硬的沟通，导致错误，使医患的伙伴关系破裂。医生一只眼睛盯着表，一只眼睛盯着电脑屏幕是无法进行思考的。但是，**善于思考的医生确实需要有时间管理意识**。简单明确的问题在 15 ~ 20 分钟内解决，患者和患者家属离开时会觉得收获很大，很满意。复杂的问题不要匆忙地解决。谨慎的思考需要花时间，这是无法逃避的事实。**草率行事和走捷径很容易导致认知错误。**

在 30 年的行医过程中，我运用传统的资源来协助我思考：教科书，医学期刊，指导人，具有更丰富、更深厚临床经验的同事，学生和提出富有挑战性问题的住院医生。但是在即将完成这本书时，我意识到还有其他重要的合作伙伴可以帮助我改善思维，他们会提出有针对性的问题，避免我跌入一连串的认知陷阱。在出现“身体决策”时，这些合作伙伴就在场。他们是我的患者、患者家属或朋友，他们想知道我在想什么，我是如何思考的。通过公开思想，我可以更清楚地了解它的影响范围和局限性，它对患者的身体问题和情感需求的理解。医治患者，没有比这更好的方式了。

致 谢

三年前的那次查房中，我开始对医生的思考方式感兴趣。回来之后，我最先和我的妻子、我的灵魂伴侣帕姆分享了我的愿望。和你爱的且比你聪明的人生活在一起真是幸事。作为一名医术高明的内科医生，帕姆为我的临床判断提供了知识和洞见。作为孤注一掷的患者的妻子，作为病患儿的母亲，作为虽然年迈但依然充满活力的父母的女儿，帕姆帮助我从医学世界的内部和外部来了解医生的想法和行为。她做出了非凡的贡献，本书每一页都有她的印记。

威廉·莫里斯经纪公司（William Morris Agency）的苏珊娜·格鲁克（Suzanne Gluck）不只是我的代理，她也是我的朋友、同事兼拥护者。她的聪明才智和有建设性的批评对完善这本书，对为它找到最合适的出版社，都至关重要。

霍顿·米夫林出版公司（Houghton Mifflin）的编辑埃蒙·多兰（Eamon Dolan）促使我更深入、更广泛地探究本书提出的问题。当我误入歧途时，他用专业人士的经验把我拉回来。他在突出观点、打磨文字方面颇具才能。霍顿·米夫林出版公司的团队精诚合作，非常投入。我由衷地感谢 Bridget

Marmion、Lori Glazer、Anne Seiwerath、Sasheem Silkiss-Hero 和 Janet Silver。

核查资料、准备手稿和最后期限的重压从来没有使我 21 岁的助理 Youngsun Jung 畏缩。她兢兢业业地对待每个项目。在我表达的观点中蕴含着 Youngsun 的智慧。

我很幸运，拥有从事文学的朋友，他们为这本书慷慨地贡献了时间和专业观点，他们的批评总能一语中的。其中 Keith Johnson 是出类拔萃的作家。Jonathan Alter 因为淋巴瘤而进行了骨髓移植，术后他坚强地重新投入生活。Emily Lazar 是一位成功的电视制作人，她不仅表达了对这本书的热情，而且给我介绍了她认识的很多内科医生和外科医生，其中一些医生的名字出现在本书中。尽管我写作十多年了，但我依然认为我主要是一个医生兼科学工作者。我需要朋友们的指引和反馈。感谢在写作本书的过程中给予我帮助的 Ron Chernow、Nora Ephron、Ann Godoff、Annik LaFarge、Norman Manea、TimNoah、Francine Pascal、Nick Pileggi、Dorothy Rabinowitz、FrankRich、David Sanford、Alvin Sargent、Stuart Schoffman、Andrew Sullivan、Melanie Thernstrom、Elizabeth Weymouth、Sarah Elizabeth、Button White、Jay Winik、Alex Witchel、Rafael Yglesias 和 Laura Ziskino。

在写作中，几位可以算作朋友的患者鼓励我，提供了关于沟通、批判性思维的真知灼见，告诉我价值观和精神需求是多么的重要。Marjorie Williams 说，她把医生对她说过的感情迟钝的话都记了下来。Margaret Joskow 是一位优雅的艺术家，她解释了坦诚在治疗中的重要性。当我去病房探望 Margaret 时，她送给我一些钢笔，这些钢笔的抓握部分比较宽，对我受伤的手很有帮助。我还在使用它们。Betty Tzafrir 是一位贤妻良母，她很勇敢，告诉医生一定要考虑到她的病对她的家庭的影响，而不只是对她的影响。前海军士兵 Jim Young 非常有幽默感，他想在不改变我们之间关系的情况下，了解我在想什么，这样他就可以很有策略地施展他的影响力。Jim 会用美国海军的座右铭"永远忠诚"来结束每次交谈。Valerie Chernow 是一位罗曼语言学教授，他让我认识到无论情况多悲惨，语言也具有保持优雅和镇静的力量，提醒我尊重患者在最后日子里的愿望是多么有价值。退休出版人 Barry Bingham 在讨论他的症状之前，一定要先聊聊当天的头条。他告诉我，虽然得了恶疾，但他没有变。在他病重的时候，爱他的家人充当了他的对话者，让我认识到至亲至爱在患者做出最艰难决定中发挥的作用。Julia Thorne 在写一本小说，她一再提醒我，最有说服力的学习和教育方式是讲故事。Ruth Gay 在面对长期的不确定性时，保持着享受生活的态度，她会引用体现生活乐趣的意第绪语格言。Johnny Apple 具有时政记者的敏锐头脑，他会提出很难回答的问题，从各种医学资源中找答案，这些解答一定要合理。Johnny 告诉我，作为从中西部来的路德教派成员，只有他知道全世界最好的犹太餐馆。我完成本书的奖励就是在这家没有名字的餐馆里吃饭。还有很多其他令我难忘的患者。我希望他们能听到我对他们的感谢。

在写作中，Ron Ansin、Betsey Apple、Barbara Bierer、Arthur Cohen、Everett Fahey、Lisa Goldberg、Lenny Groopman、Rabbi William Hamilton、Francine、Harry Hartzband、Margo Howard、Steve Hyman、Ben Mizell、Daryl Otte、Anne Peretz、Michael Share、Abe、Cindy Steinberger 和 Liz Young 常常给予我鼓励。

10 年来，《纽约客》一直是我尝试进行医学和生物学方面写作的实验室。尽管这些编辑没有直接参与这本书，但他们不断指导我，告诉我高质量写作的要素是什么。我从 Emily Eakin、Dorothy Wickenden、Daniel Zalewski、Henry Finder 和 David Remnick 那里学到很多东西。这些年来和《新共和》杂志的 Marty Peretz 、Leon Wieseltier 的交流，也让我受益良多。

书中提到的患者和医生的坦诚相告及深刻见解让我对医学有了全新的理解。他们向我展示他们的生活，告诉我他们获得的认识，让我有幸能把它们分享给患者和有需要的人。任何内容或形式上的不足都是我的问题。

译者后记

生病就医是每个人都无法避免的人生经历。医院是大多数人的人生起点和终点。所以，我们需要更好地了解医学，了解医生。作者本人就是一名经验丰富的医生，他自己的求医之路真的称不上一帆风顺，经历的磨难不比普通患者少。作为圈内人，他找的医生不是如日中天的名医，就是前程似锦的明日之星，但依然被误诊，还差点做了不必要的手术，他的病非但治不好，还可能造成永久的伤害。

作者右手腕长期疼痛，自己冰敷，吃点消炎药也能应付一阵子，始终没有去就诊。一次用力开瓶盖造成了疼痛加剧，手腕肿胀，不看病不行了。他看的第一个医生是 A 医生。A 医生人不错，有耐心，就是找不到病因。作者在 A 医生那里看了一年多，病情没有好转。想知道自己得了哪种病是人之常情，在作者的催问下，A 医生说出了“滑膜反应过度”这个“术语”，建议做手术剥离滑膜。在普通患者眼里，医生顶着专业的光环，他们一般不会质疑医生的诊断，医生说什么就是什么，说做什么手术就做什么手术。本书作者是位医生，虽然不是骨科医生，但医学背景让他对这个诊断心存怀疑，所以找了另一位骨科医生，B 医生登场了。

B医生表示根本没有“滑膜反应过度”这回事。天啊！这个子虚乌有的病是医生自创的。B医生认为，作者的舟状骨里有发丝状裂纹。他说作者需要做三次手术，还要从作者的髋部取出骨移植物。看到这里，我不禁脊背发冷，小小的手腕用得着这么大动干戈吗？果然，作者也心存疑虑，于是又看了C医生。

C医生是国际知名的骨科大腕，找他看病可不容易，作者也是托关系走后门才看上的。C医生的看病风格对国人来说可能很熟悉，就是“候诊几小时，看病几分钟”。C医生撂下一句“做关节镜”，就风一样地飘走了。他怀疑作者得了软骨钙质沉着病。作为外行，我们一定会被权威所折服。但作为医生的作者，在心里对这个诊断打了问号。他找了一本医学教科书，专门学习了软骨钙质沉着病，发现完全不符合他的状况。作者大感失望。

最后，作者终于从D医生那里得到了正确的诊断，前前后后用了三年多的时间。为什么会这样？这个病很复杂吗？医生的医术不够高明吗？检查手段不够先进吗？这本书里还有很多类似的真实求医故事。每个故事都引人入胜，也发人深思。作者对每个故事进行了剖析，发现很多误诊源自医生的认知偏差，比如搜寻性满足、易得性偏差等。有些误诊源自医疗体系的问题，比如医生每天接诊患者太多，医疗保险对报销范围的限制。如何尽量避免这些错误，如何减轻系统问题的不良影响，作者从医生和患者两个角度，对这些问题进行了深入的探讨。无论是医生还是患者，都会从中获得启发。让医生成为敏锐的医生，让患者成为明智的患者。

最后，感谢冯征、王璐、赵丹、徐晓娜、卫学智、张宝君、郑悠然和王彩霞在本书的翻译过程中给予我的帮助和支持。

未来，属于终身学习者

我这辈子遇到的聪明人（来自各行各业的聪明人）没有不每天阅读的——没有，一个都没有。巴菲特读书之多，我读书之多，可能会让你感到吃惊。孩子们都笑话我。他们觉得我是一本长了两条腿的书。

——查理·芒格

互联网改变了信息连接的方式；指数型技术在迅速颠覆着现有的商业世界；人工智能已经开始抢占人类的工作岗位……

未来，到底需要什么样的人才？

改变命运唯一的策略是你要变成终身学习者。未来世界将不再需要单一的技能型人才，而是需要具备完善的知识结构、极强逻辑思考力和高感知力的复合型人才。优秀的人往往通过阅读建立足够强大的抽象思维能力，获得异于众人的思考和整合能力。未来，将属于终身学习者！而阅读必定和终身学习形影不离。

很多人读书，追求的是干货，寻求的是立刻行之有效的解决方案。其实这是一种留在舒适区的阅读方法。在这个充满不确定性的年代，答案不会简单地出现在书里，因为生活根本就没有标准确切的答案，你也不能期望过去的经验能解决未来的问题。

而真正的阅读，应该在书中与智者同行思考，借他们的视角看到世界的多元性，提出比答案更重要的好问题，在不确定的时代中领先起跑。

湛庐阅读App：与最聪明的人共同进化

有人常常把成本支出的焦点放在书价上，把读完一本书当作阅读的终结。其实不然。

时间是读者付出的最大阅读成本

怎么读是读者面临的最大阅读障碍

“读书破万卷”不仅仅在“万”，更重要的是在“破”！

现在，我们构建了全新的“湛庐阅读”App。它将成为你“破万卷”的新居所。在这里：

- 不用考虑读什么，你可以便捷找到纸书、电子书、有声书和各种声音产品；
- 你可以学会怎么读，你将发现集泛读、通读、精读于一体的阅读解决方案；
- 你会与作者、译者、专家、推荐人和阅读教练相遇，他们是优质思想的发源地；
- 你会与优秀的读者和终身学习者为伍，他们对阅读和学习有着持久的热情和源源不绝的内驱力。

从单一到复合，从知道到精通，从理解到创造，湛庐希望建立一个“与最聪明的人共同进化”的社区，成为人类先进思想交汇的聚集地，与你共同迎接未来。

与此同时，我们希望能够重新定义你的学习场景，让你随时随地收获有内容、有价值的思想，通过阅读实现终身学习。这是我们的使命和价值。

CHEERS

本书阅读资料包

给你便捷、高效、全面的阅读体验

本书参考资料

湛庐独家策划

- 参考文献

  为了环保、节约纸张，部分图书的参考文献以电子版方式提供

- 主题书单

  编辑精心推荐的延伸阅读书单，助你开启主题式阅读

- 图片资料

  提供部分图片的高清彩色原版大图，方便保存和分享

相关阅读服务

终身学习者必备

- 电子书

  便捷、高效，方便检索，易于携带，随时更新

- 有声书

  保护视力，随时随地，有温度、有情感地听本书

- 精读班

  2~4周，最懂这本书的人带你读完、读懂、读透这本好书

- 课　程

  课程权威专家给你开书单，带你快速浏览一个领域的知识概貌

- 讲　书

  30分钟，大咖给你讲本书，让你挑书不费劲

湛庐编辑为你独家呈现

助你更好获得书里和书外的思想和智慧，请扫码查收！

（阅读资料包的内容因书而异，最终以湛庐阅读App页面为准）

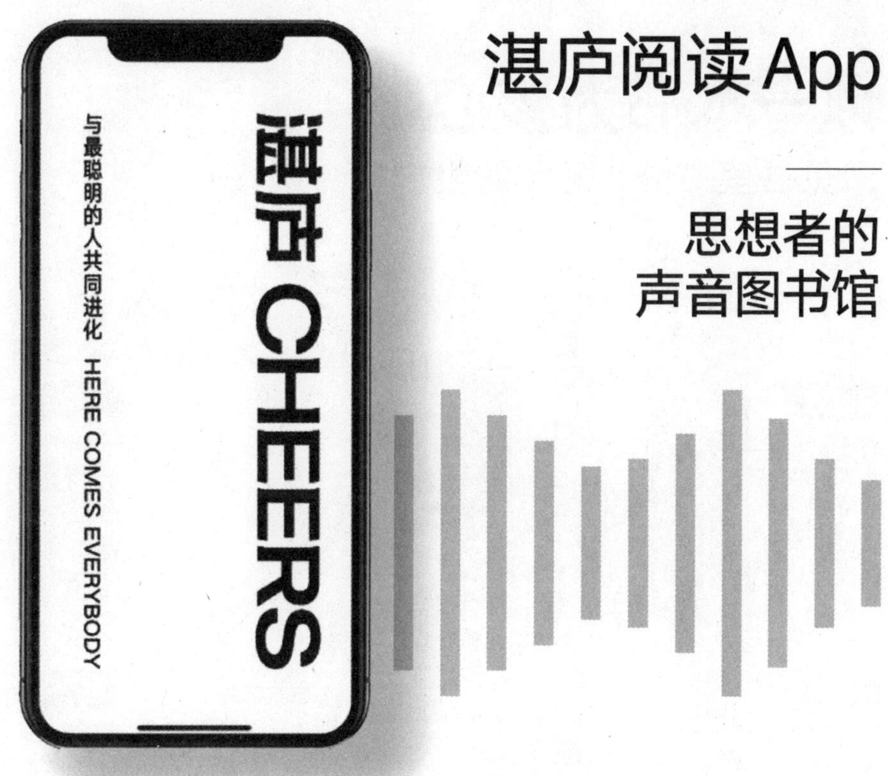

倡导亲自阅读

不逐高效，提倡大家亲自阅读，通过独立思考领悟一本书的妙趣，把思想变为己有。

阅读体验一站满足

不只是提供纸质书、电子书、有声书，更为读者打造了满足泛读、通读、精读需求的全方位阅读服务产品——讲书、课程、精读班等。

以阅读之名汇聪明人之力

第一类是作者，他们是思想的发源地；第二类是译者、专家、推荐人和教练，他们是思想的代言人和诠释者；第三类是读者和学习者，他们对阅读和学习有着持久的热情和源源不绝的内驱力。

CHEERS

以一本书为核心

遇见书里书外，更大的世界

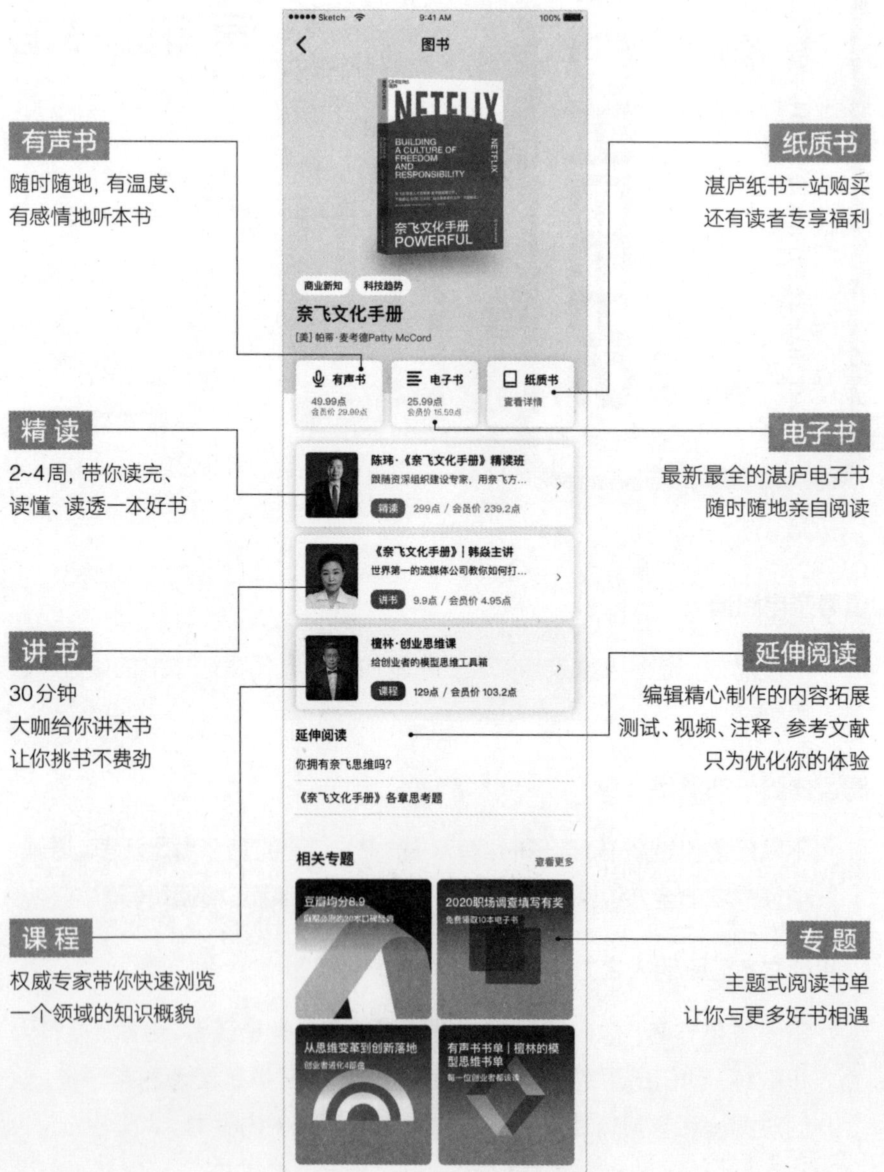

浙江省版权局
著作权合同登记章
图字：11-2018-382 号

图书在版编目（CIP）数据

医生最想让你读的书 /（美）杰尔姆·格罗普曼著；黄珏苹译 . —杭州：浙江人民出版社，2018.10（2021.9重印）

书名原文：How Doctors Think

ISBN 978-7-213-08933-6

Ⅰ. ①医… Ⅱ. ①杰… ②黄… Ⅲ. ①医学心理学 Ⅳ. ① R395.1

中国版本图书馆 CIP 数据核字（2018）第 216475 号

上架指导：医学科普 / 心理学

本书法律顾问　北京市盈科律师事务所　崔爽律师
张雅琴律师

医生最想让你读的书

［美］杰尔姆·格罗普曼　著
黄珏苹　译

出版发行：浙江人民出版社（杭州体育场路 347 号　邮编　310006）
市场部电话：（0571）85061682　85176516
集团网址：浙江出版联合集团　http://www.zjcb.com
责任编辑：蔡玲平
责任校对：戴文英
印　　刷：石家庄继文印刷有限公司
开　　本：710 毫米 ×965 毫米 1/16　　印　　张：18
字　　数：250 千字　　插　　页：1
版　　次：2018 年 10 月第 1 版　　印　　次：2021 年 9 月第 3 次印刷
书　　号：ISBN 978-7-213-08933-6
定　　价：72.90 元

如发现印装质量问题，影响阅读，请与市场部联系调换。